消防組織，自衛隊，警察組織，医療の連携

災害対処・医療救護ポケットブック

編集
小井土雄一　国立病院機構災害医療センター臨床研究部・厚生労働省DMAT事務局
箱崎　幸也　元自衛隊中央病院内科
林　　宗博　日本赤十字社医療センター救命救急センター・救急科
横山　正巳　帝京大学医療技術学部スポーツ医療学科救急救命士コース

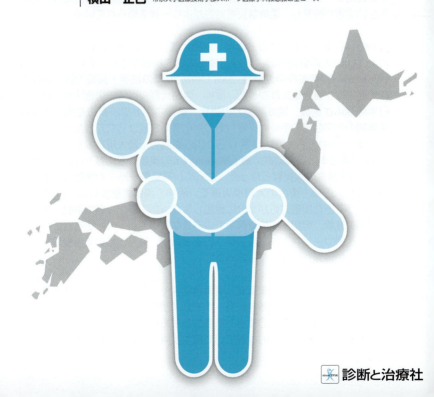

診断と治療社

序

　日本列島は中緯度でユーラシア大陸東側に位置し，環太平洋地震帯に属する世界でも有数の地震国である．南北に長く分布し，かつ狭い地域に人口が密集しているため，四季の変化による様々な自然災害によって甚大な被害が発生してきた．最近では地球温暖化によると考えられる"降れば洪水や豪雪，照れば干ばつ，吹けば竜巻"の異常気象が，地球規模で顕著になっている．2013（平成25）年10月，東京都大島町では台風26号による大規模土砂災害にて死者・行方不明者49名の被害が発生，"平成26年8月豪雨"で広島市安佐地域では多発土石流で死者・行方不明者が約90人の大規模災害が発生した．2014（平成26）年9月，御嶽山の水蒸気噴火にて死者・行方不明者63名の戦後最悪の火山災害が発生した．小雨温暖な瀬戸内地方での豪雨災害や，危険な観測データがなく突然の水蒸気噴火など，従来の知識や概念では対応できない災害が続発し，柔軟な災害対処がより一層求められている．

　1995（平成7）年1月17日，阪神・淡路大震災では6,300人を超える死者，約4万3,000人の負傷者および21万棟もの建物被害が生じ，それ以降も2004（平成16）年の新潟県中越地震，2008（平成20）年の岩手・宮城内陸地震などの地震災害が後を絶たなかった．阪神・淡路大震災以降，災害医療の普及・日本版DMAT創設，地域防災力の強化，情報ネットワークの整備や広域連携体制の充実などの多くの災害対処の強化努力が続けられてきた．

　しかし，2011（平成23）年3月11日，国内観測史上最大規模のマグニチュード9.0の東日本大震災では，遡上高40m以上の津波にて死者・行方不明者約2万人の未曾有の大災害となった．さらに，福島第一原子力発電所事故なども重なり，広域・複合の大規模災害で，阪神・淡路大震災以降の16年間に積み上げてきた災害対処が十分に機能しなかった．救出・救助活動の各実働機関間の連携，発災初期の避難所での迅速な救援活動，入院患者などへの継続的な医療サービス，被災自治体への支援調整，海外からの支援受け入れなど，多くの課題が浮き彫りになった．

　今後，首都直下地震や東南海・南海地震などが近い将来に発生することが危惧されており，上記課題を政府・地方公共団体だけでなく，医療者を含む災害対処の初動対応要員の積極的な参画が求められている．そのためには，災害対処の基本から専門的な幅広い知識や技術が必要である．本書は，災害

対処の専門知識を多面的にわかりやすく解説し，最新知見も反映させ，初動対応要員が保持すべき最低限かつ十分な知識と実用的な技術までを網羅している．さらに，工場爆発といった人為的災害・事故対応や，2020年東京オリンピックを控えマスギャザリング医学の知見も紹介している．災害現場に携行できるようB6判のポケットブックとし，現場で手早く知識や技術を見直し確認するためにも最適な災害対処の書籍である．

　本書は災害対処にかかわる医師・看護師・病院事務官・保健所職員・その他の医療関係者のみならず，救急救命士をはじめとする消防・警察・自衛隊・行政関係者にとって必携の書籍となることを願っている．さらに，医学生や看護学生にとっても最適の入門書であると同時に，一般の方々が自分自身を守る知識習得にも大いに有益な書籍であると自負している．本書をもとに，あらゆる大規模災害・事故に対して関係機関の密な連携が図られ，実践的かつ効果的な救援活動が可能になることを切望してやまない．

2015年2月

箱崎幸也

・謝辞・

　本書の作成にあたっては，災害医療の専門家の立場から貴重なご意見を頂戴した勝見　敦先生(武蔵野赤十字病院)や石井美恵子先生(東京医療保健大学)，その他の多くの災害医療専門の方々に，この場をお借りして深く感謝申し上げる．また，本書のような災害医療・対処の入門書を企画され出版の夢を抱いていらっしゃった故石井　昇先生(元神戸大学災害・救急医学教授)に，本書を捧げたい．

　本書の社会的必要性を賢察され，出版にご尽力いただいた株式会社診断と治療社の堀江康弘氏，日野秀規氏，大野弘嗣氏のご支援と励ましに深謝申し上げる．本書がまがりなりにも一応の体裁を整え，上梓にこぎ着けたのは全て各氏のご助言・ご指導が不可欠であった．

CONTENTS

序 ii
執筆者一覧 vi
キーワード索引 vii

A 災害対処の考え方

1 災害とは 1
2 自助・共助・公助とは 5
3 災害対処 6
4 医療対処 10
5 米国 Incident Command System の概要 14
6 病院の対処計画 15
7 災害対処に関係する法令 19
8 災害対処において各組織が担う役割 20
 a．消防機関 20 b．自衛隊 26 c．警察組織 29 d．DMAT 35
 e．日本赤十字社 42 f．その他の組織・職種(自治体活動・日本医師会・
日本歯科医師会・日本薬剤師会・保健所・日本看護協会) 47
9 災害時の看護活動 55

B 災害対処の基本

1 活動要領 63
 a．指揮命令系統の樹立 63 b．安全確保・装備 65 c．通信・情報
伝達 67 d．状況・規模の評価 73 e．ゾーニング 75 f．ト
リアージ 76 g．治療 84 h．搬送 93
2 連　携 98

C 災害の実際

1. 自然災害の概要 ……………………………………………… 106
2. 地 震 ………………………………………………………… 106
3. 津 波 ………………………………………………………… 112
4. 台風・風水害 ………………………………………………… 115
5. 竜 巻 ………………………………………………………… 122
6. 火山噴火 ……………………………………………………… 125
7. 大規模火災 …………………………………………………… 127
8. 群集事故 ……………………………………………………… 131
9. 海難事故 ……………………………………………………… 133
10. 列車事故 ……………………………………………………… 135
11. 工場／危険物質災害 ………………………………………… 136

D 災害特有の医療（プレホスピタル）

1. 医療装備 ……………………………………………………… 138
2. 救急手技 ……………………………………………………… 141
3. がれきの下の医療 …………………………………………… 146
4. 災害に特有の疾患 …………………………………………… 151
   a．クラッシュ症候群 151 b．熱傷 155 c．現場四肢切断 158
   d．創処置 161 e．体温異常症（低体温症・熱中症） 166 f．溺水症
   （津波肺） 168 g．開放性骨折 169
5. 死亡と法医学 ………………………………………………… 171
6. こころのケア ………………………………………………… 174
7. 災害時要援護者への対応 …………………………………… 179

災害関連用語集 …………………………………………………… 182
索引 ………………………………………………………………… 186

執筆者一覧

● 編　集 ● (五十音順)

小井土雄一	国立病院機構災害医療センター臨床研究部 厚生労働省DMAT事務局
箱崎幸也	元自衛隊中央病院内科 医療法人社団元気会横浜病院
林　宗博	日本赤十字社医療センター救命救急センター・救急科
横山正巳	帝京大学医療技術学部スポーツ医療学科救急救命士コース

● 執　筆 ● (五十音順)

越智文雄	自衛隊札幌病院
河嶋　讓	国立病院機構災害医療センター臨床研究部 厚生労働省DMAT事務局
霧生信明	国立病院機構災害医療センター救命救急センター
小井土雄一	国立病院機構災害医療センター臨床研究部 厚生労働省DMAT事務局
齋藤智也	国立保健医療科学院健康危機管理研究部
平　尚美	自衛隊札幌病院
高桑大介	伊豆赤十字病院
中神一明	警察庁警備局警備課
箱崎幸也	元自衛隊中央病院内科 医療法人社団元気会横浜病院
林　宗博	日本赤十字社医療センター救命救急センター・救急科
福永龍繁	東京都監察医務院
三谷智子	京都大学大学院医学研究科安寧の都市ユニット
横山正巳	帝京大学医療技術学部スポーツ医療学科救急救命士コース

キーワード索引

対応組織	・消防…6・20　・緊急消防援助隊…22 ・自衛隊…26・54　・衛生隊…27　・自衛隊看護師…54 ・警察…29　・警察災害派遣隊…30 ・DMAT…35　・DPAT…176　・DHEAT…51 ・東京DMAT…98　・東京消防庁東京DMAT連携隊…100 ・災害支援ナース…52　・日本赤十字社…42　・日赤DMAT…44 ・日本歯科医師会…49　・自治体…47　・保健所…50
指揮系統・対応インフラ	・連携…98　・指揮命令系統…63 ・広域災害救急医療情報システム（EMIS）…18 ・Incident Command System（ICS）…14・64 ・通信・情報伝達…67　・物資供給（ロジスティクス）…4 ・状況・規模の評価…73　・ゾーニング…75
災害現場での活動	・災害医療対処…3　・現地連絡調整所…9　・現場指揮所…64 ・消防指揮体制…8　・指揮官…12　・救護班…44 ・安全確保…65　・Staging Care Unit（SCU）…37・98 ・一次救命処置（BLS）…138　・二次救命処置（ALS）…139 ・救急手技…141　・トリアージ…76 ・がれきの下の医療（CSM）…146　・クラッシュ症候群…149・151
救護・搬送	・搬送…94　・広域医療搬送…95　・地域医療搬送…94 ・不搬送基準…96　・災害時要援護者…56・179　・避難誘導…33 ・こころのケア…59・174　・心理的応急処置…174 ・災害看護…54・55　・災害拠点病院…18 ・検視・検案活動…171

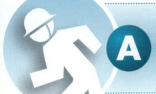

A 災害対処の考え方

1 災害とは

1) 災害概要

- 災害は，一般的には"限局した地域に予想を超えた破壊と窮迫をもたらす緊急事態であり，同時あるいは経時的に推移し，時に広範囲に波及する状態"と定義される．
- 世界保健機関(WHO)は，災害を"被災地外からの救援を必要とし，生活環境に甚大な被害を及ぼす突然の現象で，直接的に長期公衆衛生と精神保健上の問題を起こす事態"と定義している．
- 最近の災害被害の拡大は人口増加に比例し，世界中で過去25年間に数億人が被害を受け350万人以上の生命が失われている．
- わが国の災害では，古代は干害，近世は干害と冷害，江戸時代は大火災で多くの犠牲者を出している．明治以降は風水害での被害が多いが，1896 (明治29) 年の三陸地震津波で2万2千人が死亡，1923 (大正12) 年の関東大震災では死者/行方不明者が約14万人にも達している．
- 近年も1995 (平成7) 年の阪神・淡路大震災以降，2011 (平成23) 年の東日本大震災など，大規模な地震災害が後を絶たない．また，2013 (平成25) 年の台風26号での東京都大島町や，"平成26年8月豪雨"による広島市安佐地域での大規模な土砂流災害など，毎年全国各地で風水害の大きな被害が発生している．
- 災害は，自然災害，人為災害，特殊災害に大別される．
- 自然災害 (natural disaster) は，地震・津波・火山噴火・台風・洪水などが代表的で，ライフラインの中断・医療機関の機能不全がみられる．
- 人為災害 (manmade disaster) には，交通機関の大事故，火災 (大火)，爆発，建物崩壊，放射線事故，テロ行為などがあるが，ライフラインや医療機関は正常に機能していることが多い．
- 特殊災害 (specific disaster) には，広域波及型 (放射能・有毒物質汚染拡大)，複合型 (二次・三次災害の発生や拡大)，混合型 (自然と人為災害の混合)，

A 災害対処の考え方

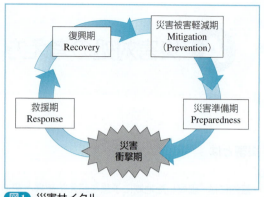

図1 災害サイクル

長期化型(現場確認,患者救出に長時間を要す)などに分類される.広域波及型は東日本大震災時の福島原子力発電所事故,複合型では阪神・淡路大震災後の大火災がこれに該当する.
- 災害はその影響期間によって,急性型災害(地震・台風・火山爆発)と長期型災害(洪水・干害・インフルエンザのパンデミック)に分類されることもある.

2) 災害サイクル

- 自然災害でも人為災害でも,その進展は一定のパターンで繰り返される(図1).災害そのものは非常に複雑な事態であるが,災害サイクルを規定することで各局面での対処計画作成,現場対応や研究に非常に有用となる.
- 米国連邦危機管理庁(Federal Emergency Management Agency:FEMA)では,災害サイクルを①Response(救援期:発災後直ちに生命と財産を保護するための対応),②Recovery(復興期:災害後の週・月・年単位の復興),③Mitigation(Prevention)(災害被害軽減期:将来の災害被害/損害の軽減・予防),④Preparedness(災害準備期:研修・訓練などを通した災害への準備・対処)と規定している.
- 災害はサイクルで繰り返され,各段階での対処計画作成や現場対応は効率的な救援をもたらす.たとえば,Mitigation(災害被害軽減期)においては,洪水多発地域での住宅には高額の地震保険加入義務を課し,安全地帯への移転を推奨する施策がとられる,などである.
- 災害時の空間的ゾーニングでは①被災中心地,②周辺地域,③緩衝地域,

④支援地域に区分することで，各地域での対応や役割を概念化し，効果的な救援活動の実施が可能になる．
- "空間的ゾーニング"は，戦争や紛争で一般市民や難民の避難や救援計画用に使用されることが多いが，大規模災害にも適応可能である．
- "被災中心地とその周辺地域"は，災害で直接被害を受けた地域である．このゾーンでは，被災状況が正確に把握できないために救援者や被災者ともに混乱に陥っている．
- "緩衝地域"は直接被害を受けていない地域で，被災地から重傷者や精神的ショックを受けた被災者が後送される．
- "支援地域"は多くの救援者や救援物資が集結される地域で，他のゾーンとの調整によってこの地域から資源を効果的に分配することができる．

3）災害医療

- "災害医療"は，"医療ニーズと医療救援資源との圧倒的不均衡状態で，医療ニーズが医療供給を超越するときの医療"と定義される．
- 災害医療対応には，発災直後の急性期医療はもとより，健康管理や精神保健対策など，あらゆる分野の科学 / 社会学的知識・能力を迅速かつ総合的に活用しなければならない．
- 医療従事者は，野外での医療救護訓練や安全教育を受講して災害現場に進出し，広い視野を有して効果的な医療を提供しなければならない．
- 事前の訓練を受けていない医療救援者の救援活動は，災害負傷者の予後（罹患率や致死率）を改善しないことが報告されている．
- 被災現場での一個人の救援可能な活動範囲は，一般的には100ヤード（約91 m）以内とされる．救援者は，自分自身の活動限界を自覚し，安全管理に配慮しながら救援活動に従事しなければならない．
- 医療救援者は災害現場で救命救助の専門家としての活動を期待されるが，災害現場の混沌とした状況下では被災者から賞賛と罵声の両方を受けることもある．
- 災害医療では，いかにして多数を救命するかが重要である．災害トリアージ(p.76参照)は，"限られた医療資源を効率よく使用し，最大多数の傷病者に最大の治療効果を得るための，重症度に応じた医療資源の分配作業"である．
- 発災5～30分後には，病院へ軽症傷病者が歩行や自家用車で来院する．この第一波の30～60分後に，第二波の重症負傷者が救急隊や近隣者によって搬送されてくる（二重の波現象）．
- 第二波重症負傷者によって，しばしば病院の対処能力を超えるので，医療

者は第一波傷病者を適切にトリアージし，効果的な医療を提供しなければならない．
- 病院での迅速な診断／治療を望むために，発災直後には傷病者は最寄りの救急医療機関に殺到・集中する．
- 近隣者による最寄りの病院への負傷者の自力搬送は，人間の本能でもある．救急指定病院に負傷者が集中することも考慮した，地域の実情に合った災害対処計画が求められる．

4）通信とロジスティクス（物資供給）

- 通信伝達と物資供給／配給が各種災害で大問題となるが，事前の周到な準備計画が災害時の混乱を軽減させる．
- 通信の混乱／途絶は，大規模災害時での迅速な救援活動を阻害する最大の要因である．
- 災害時の携帯／固定電話は機能しない可能性が高く，トランシーバーや無線通信の整備が必要である．人による伝令が最も有用なこともある．
- トランシーバーや無線機器は，バッテリー切れや整備不良，担当者の未習熟などによって，災害時に正常に作動しないことが多いので事前の準備・点検が重要である．
- 今後の災害時通信では，無線LANなどのブロードバンド・インターネットや通信衛星の整備が緊要である．
- 発災後24時間以内の物資供給と配給は，被災地内の備蓄物資や救援者に依存する．
- 発災後数日間は物資供給が多く，不必要物品や余剰品を生じる可能性もある．大量な救援物資の受け入れ計画も必要である．
- 被災地域では復興資金が最も貴重だが，被災当初は毛布／衣類から医薬品まで様々な大量物資が届けられる．この大量物資の被災民への支給は，二次災害を想像させるほどの混乱を伴う．
- 配給スタッフは，必要品目を整理し緊要でない物資は別に保管するなど，物資の流れを管理し，効率的な配給を実施しなければならない．時に物流会社の支援が必要となる．
- 避難所での個人への水や食糧の配給は，赤十字国際委員会の難民キャンプ運営要領の飲料水や食糧を含めた生活必需品量や健康基準値が参考になる（表1）．
- 健康基準値は災害種類や地域状況で大きく異なる．たとえば，対1万人の概略死亡率は平常時の先進国は0.3～0.6であるが，被災地1.0～2.0は危険域，2.0以上は危機的である．

表1 避難所での生活必需品量や健康基準値

水（L/人/日）	食糧
• 15 L（必要最小限：3〜6 L） • シャワー/入浴：20 L • 給食センター：25〜30 L • 診療所：60 L • 病院：150 L	• 適正摂取カロリー： 1,900〜2,200 kcal/日 • 最低限摂取カロリー： 1,900 kcal/日 • 5トンの食糧：1千人/1週間

避難所の居住空間

- 最低居住空間：3.5 m²/1人
- 避難場所全体の広さ：30 m²/1人
- 避難テント：1家族または6人に1テント

トイレ

- 最低基準：1個/50人，水源から15 mの距離
- 最適基準：1個/20人，水源から30 mの距離

健康状態

- 概略死亡率（対1万人）：先進国0.3〜0.6
  通常1.0未満，危険域1.0〜2.0，危機的2.0以上
- 乳幼児死亡率（5歳以下，対1万人）
  通常0.6〜2.0，危険域2.0〜4.0，危機的4以上

食糧配給は，避難所管理で最も重要な役割である．
赤十字国際委員会の難民キャンプ運営要領やスフィア・プロジェクト（https://www.refugee.or.jp/sphere）基準値をもとに作成した．

- 避難所の運営では，医療従事者も行政担当者にのみ依存することなく，上記基準を参考に健康管理にあたらなければならない．

2 自助・共助・公助とは

- 大規模災害時には，ライフライン遮断や交通寸断にて，地元の消防や警察などの救援機関も被災し十分に機能しないことが予測される．
- 阪神・淡路大震災では，災害直後の生き埋め者の65％は近隣者によって救出された．家族による救出は18.9％，救助隊員による救出はわずか2.4％であった．
- 発災直後，自分自身の生命は自分で守る（自助）ことが最も効果的であり，次に隣近所の互いの助け合い（共助）が頼りになる．自助・共助が実施されれば，消防や警察などの救援機関の捜索救助活動（公助）はより効果を発揮する．

- 被災現場で可能な範囲で地域住民が救助から簡易トリアージを実施できれば，より多くの生命が救助できる．
- "自分たちの地域は自分たちで守る（自助・共助）"目的で，地域によっては自主防災組織（クラブ）などが結成され活動が行われている．
- 自主防災組織は，災害時に消防隊などが現場に到着するまでの間，地域の人たちが協力しながら人命救助や初期消火にて，被害を最小限度にとどめるための組織である．
- 自主防災組織などでの初期救急やトリアージ講習会などが，地域防災にとって非常に重要である．
- 地域防災計画では，発災直後の救援活動では地域住民や自主防災組織と消防や警察などの救援機関との連携を重視した計画を作成しなければならない．

（箱崎幸也）

3 災害対処

1）消防の基本

- 大規模な震災時と平常時では対応が大きく異なる．

ⓐ大規模地震発生時の広域災害

- 大規模な地震発生直後では，都道府県を越え広域に同時多発する火災，倒壊建物，土砂崩れ，津波災害，原子力災害，NBC災害，新幹線などの電車脱線，大規模な交通事故など，複合的に甚大な災害が発生する．
- 地震による複合災害発生は，ライフラインなどの寸断によって，災害の実態把握できない状況が続くが，時間の経過とともに実態が明らかになってくる．
- 地震発生によって，被災地域の行政機関，消防機関，医療機関などの防災機関は，甚大な被害を受け，防災力が極めて低下している状況下にある．
- 壊滅的な被害を受けた被災消防機関などは，現有の防災力で大規模災害に対応する活動体制を早期に立て直さざるをえない状況にある．
- 一方，管内に発生した甚大な被害の把握が困難な状況のなか，災害通報や災害対処が遅れ，被害は大きくなる．

ⓑ大規模な震災時の消防機関の災害対処

- 地震発生と同時に，都道府県および市町村行政は早期に震災対策本部を立ち上げ，行政組織での住民の安全を確保する様々な事象に応じる対策を実行する．
- 消防機関は，市町村行政の対策本部の指揮下に入り，住民の人命の安全確

保を最優先に，消火，救助，救急など，災害現場での第一線活動を担当する．
- 被災消防本部は，消防本部の対策本部と管下の各消防署に対策本部を設置する．消防の任務を展開するため，組織体系を明確にして統一的な消防活動方針によって災害活動を展開する．
- 震災時の消防活動の基本は，災害実態を早期把握し，多面的に発生する火災に対処する消火活動を最優先にして，救助活動，救急活動，住民避難の確保などを主眼にした活動方針のもとに展開する．
- 震災時の消防活動は，消防力が極めて劣勢であり，平常時の対応とは異なり，部隊は小隊単位での活動となる．また，消防団と連携した消防活動を展開する．
- 都道府県を越える広域複合災害に対応するため，早期に全国の消防機関に緊急消防援助隊の応援要請を行い，全国の消防機関の組織力で対応する．
- 緊急消防援助隊は，被災消防本部の指揮下で担当や役割が付与され，すべての消防活動全般の支援に入る．

ⓒ平常時の多数傷病者発生時の災害対処
- 平常時における多数の傷病者が発生する事態では，局所的な対応となり，一時的に消防力・医療力が劣勢となり，混乱状態となる．
- 災害発生当初の災害現場では，現場が錯乱・混乱状態で必要な情報が入手できない不確定な環境下であり，二次的災害発生の危険が潜むなか，迅速な判断と積極果敢な消防活動が求められる．
- 消防活動部隊は，各種災害に対応できる機能をもつ消防車両と活動部隊の特性に応じた知識・技術をもつ消防隊員で編成され，各部隊の特性と消防部隊活動で組織力を発揮して有機的に活動を行う．
- 消防本部は，災害発生規模が大規模で消防本部の消防力をはるかに超える災害の場合，近隣消防本部または緊急消防援助隊の応援要請を行い，消防機関の組織力で対応する．

ⓓ各関係機関と協働した災害活動の展開
- 大規模災害発生時の災害発生地では，防災力や消防力が極めて劣勢な状況下での迅速な対応が求められる．
- 都道府県知事，各市町村長は，対策本部長として，全国の各防災機関などへの早期応援要請を行い，対策本部を核とした対応を行う．
- 応援要請を受けた各防災機関の組織を越えた横断的な連携と，それぞれの特性・役割を活かした対応を協働して積極的に行う災害対処が重要である．

A 災害対処の考え方

2）災害現場の消防指揮活動と消防部隊

- 災害現場での指揮活動は，消防部隊を統括指揮する指揮隊が核となり，すべての災害情報，部隊の活動状況，災害に必要な部隊の応援要請，安全管理情報などを分析・評価する．
- これらの分析・評価をもとに，指揮本部長は，各部隊に任務を下命して，指揮を行う．
- 消防の指揮は，災害現場に最初に到着した隊（先着隊）の消防小隊長が指揮をとる．以後，上位の指揮者が到着次第，指揮本部長は上位職の指揮体制に移行する（図2，表2）．
- 指揮体制は，消防本部によって異なるが，災害の規模が大きくなるにつれ第一指揮体制から第二〜四指揮体制となり，災害形態に応じた消防部隊数も多くなる（図3）．
- 災害現場での消防部隊は，各種災害に対応できる機能をもつ消防車両と活動部隊の特性に応じた知識・技術をもつ消防隊員で編成し，指揮本部長の任務下命の下に各部隊の特性と組織力を発揮して有機的に活動する．

3）災害派遣医療チーム（DMAT）と指揮隊

- 早期の災害派遣医療チーム（DMAT）投入は，大規模事故発生現場で早期医療処置を行うことにより，多くの傷病者の生命予後の改善に大きな影響を与える．

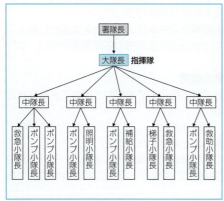

図2 消防部隊の指揮序列

表2 消防指揮体制

指揮体制	指揮本部長と階級	
第四指揮体制	警防部長 消防正監	警防部長 消防司監
第三指揮体制	大隊長 消防署長 消防監	方面隊長 方面本部長 消防正監
第二指揮体制	指揮隊長 （中隊長） 消防司令長	署隊長 消防署長 消防監
第一指揮体制	消防小隊長 消防司令 消防司令補	大隊長 消防司令

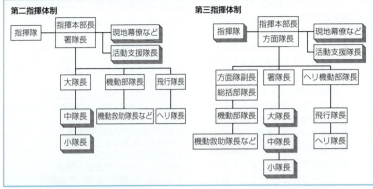

図3 東京消防庁の指揮体制（例）

- 大規模事故発生現場でのDMAT活動は，災害現場を統制している消防機関（指揮隊）と現場で十分な連携調整を行い，消防機関によるDMATの安全管理が万全なうえで，医療対処の効果的な活動を行う．
- DMAT活動では，DMATは災害現場の最高指揮本部長にDMATの到着を告げ，指揮本部長から災害形態や規模，災害の種類，傷病者数，災害活動状況，二次的災害の発生危険などの災害情報を確認し，安全管理が徹底されたなかでDMATの役割を展開する．

4）現地連絡調整所

- 大規模災害（震災時などを含む）発生の場合には，地元消防本部，緊急消防援助隊，都道府県や市町村の危機管理担当者を含め，警察，自衛隊，医師会，DMATなどの医療救護班，当事者機関などとの緊密な連携を図る．
- 各機関の"縦割り"から各機関との"横の連携"を強化して，統一的な活動方針の下にそれぞれの機関の特性と役割を発揮して，災害活動を効果的に実施することが求められる（表3）．
- 各種防災機関がもつ災害対応能力を有機的かつ統一した災害活動方針の下に活動を行うため，現地連絡調整所を設置する．この調整所では，災害現場の活動局面に応じた情報を共有化し，任務分担，後方支援などを明確にすることが重要である（図4）．
- おもな調整事項は，各機関が保有する情報の共有化，役割と活動範囲の分担，各種警戒区域[*1]の確認，救急搬送医療機関の確保，臨時ヘリポートの設置・運用，広報内容などがある．

＊1：ホットゾーン(危険区域)は，初動対応要員以外は立ち入りを許可しない．この区域は汚染が存在する区域であり，傷病者が倒れている災害発生現場より広範囲なことが多い．ウォームゾーン(除染区域)には未除染者がいるので，個人防護装備を着用していない者は立入禁止とする．
コールドゾーン(警戒区域)は汚染されていないので，部隊集結地を設けられる．ウォームゾーンやコールドゾーンでは，救急救護所を設けトリアージや治療を行う．

表3 現地連絡調整所での連絡調整事項

- 被害状況や災害現場の状況把握
- 警戒区域の確認
- 各機関の役割分担，分担区域の確認
- 各機関の部隊派遣状況および見込み
- 被災者などが一時的に避難する施設や場所の確保
- 軽症者の臨時的な移送や医療救護
- 重症者の医療機関への搬送(ヘリ搬送含む)
- 遺体の搬送および安置場所
- 各機関が発表する広報内容
- 民間施設などの使用
- 臨時ヘリポートの設置・運用
- その他，各機関が必要とする事項

- 災害現場の統制は，消防機関のみならず関係機関との相互の連携と災害現場の安全の確保を図り，関係機関それぞれの機能を集約し，対応することが大切である．

参考文献
- 石原　晋，他(監)：多数傷病者対応 増補―プレホスピタル MOOK 4．永井書店，2010
- 石原　晋，他(監)：DMAT―プレホスピタル MOOK 9．永井書店，2009
- 石井　昇，他(編)：災害・健康危機管理ハンドブック．診断と治療社，2007
- 日本集団災害医学会(監)：DMAT標準テキスト．増補版，へるす出版，2012
- 佐々木　勝：医療従事者のための 災害対応アプローチガイド．新興医学出版社，2010

(横山正巳)

4 医療対処

1) 医療対処

- 災害医療を円滑に実施するには，事前に消防や警察などの救援組織と医療機関との間で調整が必要である．
- 災害発生時には，事前調整によって現地対策本部(連絡調整所)での様々な調整が円滑に進みやすくなる(表3)．
- 医療チームで重要なのは，災害情報や傷病者情報の入手あるいは患者搬送を業務とする消防機関との連携である．
- 効果的な災害対処には，被災住民の普遍的な行動様式(二重の波現象や隣近所の助け合い)などを考慮した計画が必要である．

A 災害対処の考え方

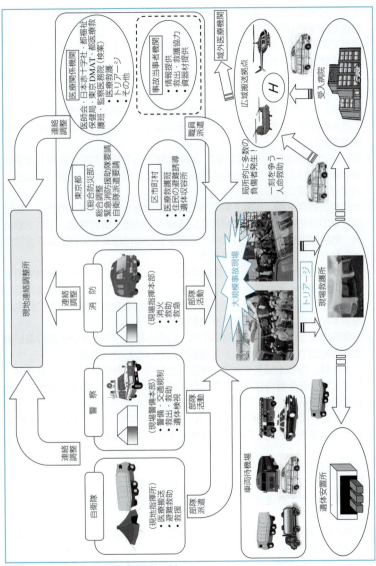

図4 現地連絡調整所（東京都の場合）
〔東京都 大規模事故における相互連携マニュアルより〕

A 災害対処の考え方

- 災害時に常に問題となるのは,情報の伝達/共有化,各防災機関の連携,迅速で効果的な物資供給/配給である.
- 地域での発生率の高い災害/健康危機事案の危険を分析し,それらを想定した災害医療の対処計画の策定を行う.

2) 消防指揮官の任務

- 大規模災害(震災時など)の最高指揮本部長は,消防本部の消防長で,すべて各市町村長が対策本部を設置し,そのなかの一員として消防活動全般の責務を担う.
- 震災時での現場の指揮本部長は,消防本部から下命され災害出動した消防隊の隊長となる.また,上位の階級にある者が同一現場に出動した場合,指揮権が移譲される.
- 大規模災害発生時,災害活動で消防部隊の指揮をとる指揮本部長は,災害現場での消防部隊の指揮に関わる災害状況の情報,負傷者数,消防活動状況,危険要因の情報など,すべて掌握する現場指揮本部要員となる指揮隊と行動を共にし,指揮活動を行う.
- 大規模災害現場では,図5の災害活動モデルのように,消防活動現場のすべての指揮をとる指揮本部,救助活動などに従事している災害現場の局面を指揮する前進指揮所,現場救護所の指揮をとる救急指揮所などに個別の指揮本部を設け,組織的な指揮活動を行う.
- 災害現場で指揮者の目印となるのは,白のヘルメットに太い朱色の線が複数あるものや,腕章,ベストで表示されているものがある.
- DMATは,指揮本部長や消防小隊長などから,災害情報,災害活動状況,負傷者数,安全管理などの二次的発生状況,救助完了に要する時間,などの情報を得る.
- DMATの活動は,指揮本部長から,どこで・何を・どうするかの災害医療を行う役割や活動上の安全管理体制を十分に把握する.

3) 救急指揮官の任務

- 現場に必要な医学的見地から指揮本部長へ助言する.
- 警察指揮官や医療指揮官と連携して活動し,適切な情報伝達が行われるように努める.
- 現場の状況評価を適時実施し,状況評価にて隊員数や任務の変更,資器材の補充や調整を行う.
- 医療指揮官と連携し,一次トリアージや応急処置が効率よく実施されるように努め,移送方法や病院を適切に選定する.

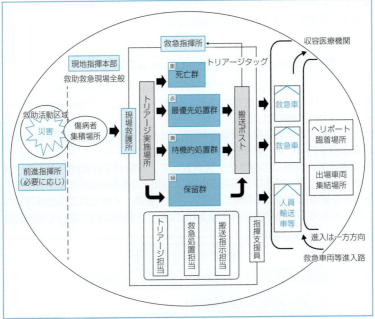

図5 災害活動のモデル

- 車両の進入，退出路について警察に確認する．
- 救急搬送業務で民間を含めた他機関の投入が必要かどうかを判断し，必要であれば調整し処置する．
- メディア対応について警察と連絡を取り合う．

4）医療指揮官の任務

- 医療指揮官は役職が明示されたベストを着用し，現場で医師や看護師の統括指揮に専念する．
- 消防指揮官や警察指揮官などと連携して活動する．
- 現場の医療的評価にて，医療スタッフの人数を把握し任務を指定する．
- 医療指揮官は直接または消防本部を中継して受入病院と連絡をとり，受入病院との情報の共有化を図る．
- 消防（救急）指揮官と連携し，負傷者の移送病院を選定する．
- 医療装備の要否を確認し，消防（救急）指揮官と連携して調達にあたる．

- トリアージや応急処置が効率よく行われるように努める.
- メディア対応については消防や警察と調整する.

❺ 米国 Incident Command System の概要

- 1970年代に米国カリフォルニア州の消防組織が, 指揮命令系統の統一や情報の共有化など, 複数機関間の調整を目的として Incident Command System (ICS) を開発した.
- 米国における危機管理・緊急時対応において, 個人・組織の管理統制や指揮命令を行うために標準化されたシステムである.
- 災害・事件現場での標準化システムにて, 初動対応組織間での人員・装備・作業手順・通信などが共通化され, 救援の共通手順が確立された.
- ICSの基本原理は, ①現場に指揮命令権を委譲, ②各組織での危機管理・緊急時対応で基本的な組織の標準化(図6), ③現場活動に関して地方自治

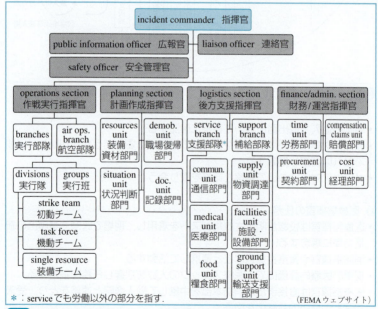

図6 Incident Command System (大規模山火事例)での組織図
指揮官の下に4つの機能部門(実行, 計画, 後方支援, 財務)による組織構成にて各機関間の指揮命令系統の一元化がなされている.

体や政府機関は後方支援に従事，④被災現場ではスケッチ図（図7）による情報の共有化，である．
- 災害発生直後は，評価と対応，ブリーフィング，全体会議にて初期段階での目標設定から対処活動を決定する．全般状況を把握しつつ，一般的には24時間ごとの目標策定から計画設定の"P planning"（図8）に移行する．
- ICSでは先着隊長の役割がチェックリスト（図9）で明示されている．

6 病院の対処計画

- 病院の対処計画の基本的な要件としては，①組織構成，②計画の適応，③情報通信管理，④訓練の4項目である．
- それぞれの病院の傷病者の収容数や治療能力の評価を行う．
- 地域の災害対応機関との協力連携に基づき，病院の果たすべき役割を確認する．
- 災害/健康危機発生時の関係機関との連絡網の確保と通信機器の整備を行う．

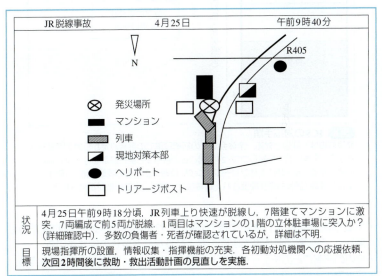

図7 ICSの現地地図（例）
JR福知山線脱線事故の発災直後では，図のようなスケッチマップが作成される．マップ作成によって後続の救援組織が全体の状況把握が容易になり，効果的な救援活動が可能となる．

A 災害対処の考え方

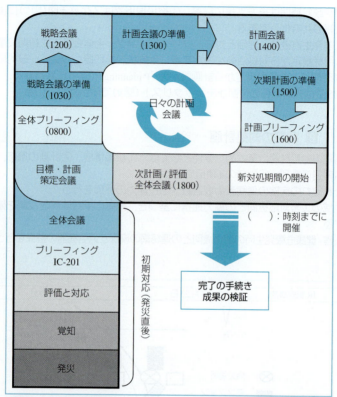

図8 ICSの対応手順
発災直後は，評価と対応，全体会議での初期段階での目標設定から対処活動を決定する．全般状況を把握しつつ，24時間ごとの目標から計画設定を行う「P planning」に移行する．朝8時に全体ブリーフィング，12時に次対応の戦略会議，18時までに全体の計画/評価会議が開催され，目標設定に基づく対処行動が定められる．

- 多数傷病者受け入れ体制の確立（受け入れ窓口への人的・物的資源の動員）と，各部署の責任者の明確化および指揮命令系統の確立を図る．
- 院内の部署ごとのチェックリストとアクションカード（図10）の作成を行う．
- 院外発生と院内発生とに区分した対処計画を作成する．
- 災害対策マニュアルに沿った教育・訓練を定期的に行い，マニュアルの改訂を行う．

- ☐ 事態の状況を評価：市民や初動対応者の安全確保
- ☐ 自分自身の五感の総動員（視力，嗅覚，聴覚など）
- ☐ 事態の初期報告書や通信記録に対する状況の確認
- ☐ 初動対処指揮官として指揮権の確立
- ☐ 現場にいる人の確認（他の初動対応者，自発的ボランティア）
- ☐ 最初の観察に基づいてのリソースの再配分
- ☐ 限界と制limits の特定
- ☐ 詳細な再評価による適切な再行動の策定（救助での安全性，潜在的な脅威，環境への影響など）
- ☐ 事態の証拠保全の確認
- ☐ 事態対処を実行するのに必要な対処チームの細分化（地域や機能別）の決定
- ☐ 決定事項と対処行動の記録

図9 先着隊長の役割（ICSでの規定）

赤エリア（重症）医師アクションカード

医師
場所：救急外来処置室
業務：重症患者の治療

内容
1. 大規模災害が発生しました．このアクションカードを受け取ったら，救急部当直医（救急部長）より以下の事項を確認の上，記入して下さい．
   確認事項（内容は随時更新されます）
   発生時刻　　　　　　　　　　（　　　　　　　　　　）
   災害の種類　　　　　　　　　（　　　　　　　　　　）
   災害の場所　　　　　　　　　（　　　　　　　　　　）
   病院に搬送される予想被災者の数（　　　　　　　　　　）
   被災者の到着推定時刻　　　　　（　　　　　　　　　　）

2. 重傷患者の治療を行う．
   トリアージエリアで，重傷と診断された患者を引き継ぎ，赤エリアで診察，治療をしてください．
   多発外傷，バイタルサイン不安定，意識消失，呼吸停止など，緊急処置の必要な患者を緊急処置室などで処置してください．
   初期治療終了後には速やかに，手術，検査および入院手続きを行って下さい．

3. 基本的に持ち場を離れないでください．
   離れる場合は赤エリアのリーダー医師の許可を得て下さい．

4. その他，トラブルが生じた場合，赤エリアのリーダー医師に相談してください．

図10 病院アクションカード（例）

A 災害対処の考え方

Column 災害拠点病院

各都道府県に1か所ずつ"基幹"拠点病院が，各二次医療圏に1か所の"地域"拠点病院が指定されている．災害拠点病院は，①DMATの保有と派遣体制，②救命救急センターもしくは二次救急医療機関，③地域の二次救急医療機関と定期的な訓練実施，④耐震整備，⑤自家発電・発電容量6割3日間，⑥受水槽・井戸設備・給水協定，⑦衛星電話，⑧病院敷地内にヘリポート，を有する病院で，都道府県が指定している．基幹災害拠点病院は，①については複数のDMATを保有していること，②については救命救急センターであること，そして③〜⑧に加えて，⑨災害医療の研修に必要な研修室を有することと定めている(災害拠点病院指定要件，医政発0321第2号平成24年3月21日)．

2011(平成23)年の東日本大震災では，耐震性が不十分だったために，地震による建物被害を受けた災害拠点病院もあった．さらに，津波や洪水は想定外であり，現在沿岸部の病院では3階以上の耐震棟での救急診療を行えることが望ましいとされている．

Column 広域災害救急医療情報システム

広域災害救急医療情報システム(Emergency Medical Information System：EMIS)は，災害医療情報に関して全国共通の入力項目を設定し，被災地の医療機関の状況を，全国の医療機関，消防本部，行政機関などが把握可能な情報システムであり，災害時に迅速かつ的確に救援・救助を行うことを目的とする．この情報システムの構築には既存の救急医療情報システムを活用している．最大の理由は，日常利用し使い慣れたものを緊急時に利用するということである．医療機関，消防本部，保健所を含む行政機関などがIDとパスワードをもち，各都道府県に都道府県センターと都道府県センターのデータ・バックアップセンターを設けている．また，インターネットを通じて災害医療情報を発信している．

東日本大震災でもEMISへの緊急時入力が徹底されなかった．登録機関では，複数の入力担当者を定め，入力研修・訓練の定期的実施が求められている．災害拠点病院では，EMIS入力を考慮した衛星回線インターネット環境の整備を進めている．

参考文献

- 鵜飼 卓：第1章 災害医学と災害医療．山本保博，他(監)：災害医学．南山堂，2002:1-7
- Hogan DE, et al.:Disaster Medicine. Lippincott Williams & Wilkins, 2002:3-162
- 小栗顕二，吉岡敏治：大規模災害への医療対応 現場活動と医療支援．第2版，永井書店，2005:11
- 石井 昇，他(編)：災害・健康危機管理ハンドブック．診断と治療社，2007:2-29
- 箱崎幸也，他：大規模災害の検証から実践的な対処計画の作成―過去の検証からの教訓事項はどう活かされているのか―．日集団災医会誌 2012;17:311-320

(箱崎幸也)

7 災害対処に関係する法令

- わが国の災害対策は,「災害対策基本法」に基づく「防災基本計画」を基本として推進されている(図11).
- 大災害の教訓を活かすため,災害対策に関わる関係法令や国庫補助制度等について整備や改正が大規模災害後に行われてきている.
- 「災害対策基本法」(1961〈昭和36〉年11月15日法律第223号)はわが国の災害対策の根幹をなすものであり,①防災に関する責務や組織防災計画,②災害予防・応急・復旧・復興の各段階における各主体の役割や権限,③財政金融措置と災害緊急事態等の災害対策の基本事項を定めている.
- 「防災基本計画」は,災害対策基本法第三十四条第1項の規定に基づき中央防災会議が作成する,政府の防災対策に関する最上位の計画である.防災

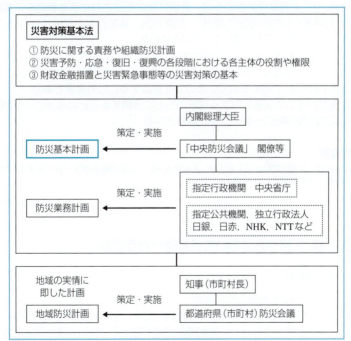

図11 災害対策基本法と防災基本計画の体系

体制確立，防災事業の促進，災害復興の迅速適切化，防災に関する科学技術や研究振興などの基本的な方針を示している．
- 「防災基本計画」には，中央省庁や日本赤十字社などの指定行政機関・指定公共機関ごとに作成する「防災業務計画」や，都道府県や市町村ごとに作成する「地域防災計画」での重点事項が記載されている．
- 「災害救助法」(1947〈昭和22〉年10月18日法律第118号)は，自然災害によって，①多数の住家危害，②生命・身体への危害，③罹災者救護の困難事情などの被害が発生した被災地(市町村)に，都道府県知事が適用し自衛隊や日本赤十字社に対して応急的な救助の要請，調整，費用の負担を行うものである．
- 阪神・淡路大震災を契機に1996(平成8)年厚生省健康政策局長通知が発出され，災害拠点病院の指定・整備，広域災害・救急医療情報システムの整備など，大幅に災害医療体制が見直された．
- 東日本大震災後の2011(平成23)年12月「津波防災地域づくりに関する法律」にて，避難確保計画の作成，計画区域の指定された医療機関等に義務付け(洪水〈水防法〉は努力義務)，開発行為，建築行為の制限(特別警戒区域内の医療機関等を対象)などが定められた．
- 災害現場の実践活動では，救援活動の妨げとなる様々な法律的な問題に直面することがある．問題となっている決まりや約束事が"何(どのような法律や政令)"で定められているのかを意識することも重要である．
- 救援者が法令や制度に対する理解のもとに活動することによって，わが国の災害医療体制の一層の充実が期待される．

参考文献
・山本光昭：災害医療に関係する法令．大橋教良(編)：災害医療 医療チーム・各組織の役割と連携．へるす出版，2009:10-17

(箱崎幸也)

8 災害対処において各組織が担う役割

a．消防機関

1) 消防機関の災害指揮系列の基本

- 地震などの大規模災害時では，都道府県知事・市町村長が対策本部を設置し，消防本部は市町村の対策本部の統括下で火災，救助救護対策に全力で対応する．

- 各消防本部では，管内の災害対応に万全を尽くすため，対策本部を立ち上げ，災害に対し，消防部隊を有機的に指揮し，災害対応にあたる対策と実践的な活動を実行する．
- 災害対応にあたり消防機関は，被害を軽減させるため，消防部隊の能力を組織的・有機的に指揮命令系統を確立して活動する．
- 消防の指揮は，大きく3つに分けられ，①災害現場の最前線での指揮，②災害現場全体を統括する指揮，③消防本部管内全体の指揮をつかさどる災害対策本部，である（図12）．
- 地震などの大規模災害では，管内だけでなく，広域的に被害があるため，平常時の消防戦力は圧倒的に劣勢な状況下である．
- 全国消防では，即座に緊急消防援助隊が応援に駆けつけ，全国の消防機関が集結して被災した消防本部への支援活動を展開する．
- 一方，平時における大規模災害発生では，指揮隊を中心にした指揮活動によって，CSCATTT（表4）を基本として，救助活動，傷病者を救護所へ搬送する担架搬送活動，トリアージ，現場救護活動，医療機関への救急搬送が展開される．

2）大規模災害時に出動する緊急援助隊との指揮系列

ⓐ緊急消防援助隊の指揮体制

- 国内で発生した地震などの大規模災害時に，全国の消防機関は，消火活動，人命救助，救急搬送体制などで相互に応援体制がとれる緊急消防援助隊を組織している（図13）．
- 緊急消防援助隊の部隊は，指揮支援部隊と都道府県部隊で編成され，被災地の市町村長（消防本部）の指揮下で活動する．

ⓑ緊急消防援助隊の活動

- 指揮支援部隊は，被災地の都道府県災害対策本部に設置される消防援助活動調整本部および市町村災害対策本部での消防活動の指揮支援を行う．
- 被災地の都道府県に消防援助活動調整本部が設けられ，部隊の移動の総合

表4　大規模災害への体系的な対応に必要な項目

Disaster Management（現場管理）	Medical Support（医療・救急）
• **C**：Command and Control（指揮と統制） • **S**：Safety（安全） • **C**：Communication（情報伝達） • **A**：Assessment（評価）	• **T**：Triage（トリアージ） • **T**：Treatment（治療） • **T**：Transport（搬送）

〔英国MIMMS®Major Incident Medical Management and Support より〕

A 災害対処の考え方

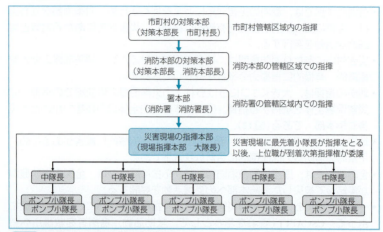

図12 市町村と消防本部の指揮系列

調整，被災地の情報収集，関係機関との連絡調整が行われる（図14）．
- 都道府県隊は，消火部隊，救助部隊，救急部隊などの専門性のある部隊を編制して具体的な消防活動を展開する．

ⓒ DMATの活動
- 今後，DMATは，各都道府県の緊急消防援助隊と共に出動し被災地で同じ活動を行えることが望ましい．現在，東京都の東京DMATは，都知事の要請で東京消防庁の緊急消防援助隊と同時に出動する体制である．
- 被災地の消防本部でのDMAT活動は，各消防本部で開催される対策本部の現地連絡調整会議や緊急消防援助隊対策本部での調整会議に参加することが必要である．
- これらの調整会議において，災害対応に必要な各機関の情報の共有，災害活動方針など，調整・検討される内容を確認し，効果的なDMAT活動を展開する．
- 災害現場に出動する場合は，消防隊の指揮下において，共に行動し，消防隊の安全管理のなかで活動を行う．

3）平常時における多数傷病者発生時の指揮体制と災害医療活動
ⓐ 現場指揮本部との救急指揮所の運用
- 多数傷病者発生時の指揮体制は，大きく3つに大別され，①消防・救助・救急活動全般のすべてを指揮する現場指揮本部，②トリアージされた多数

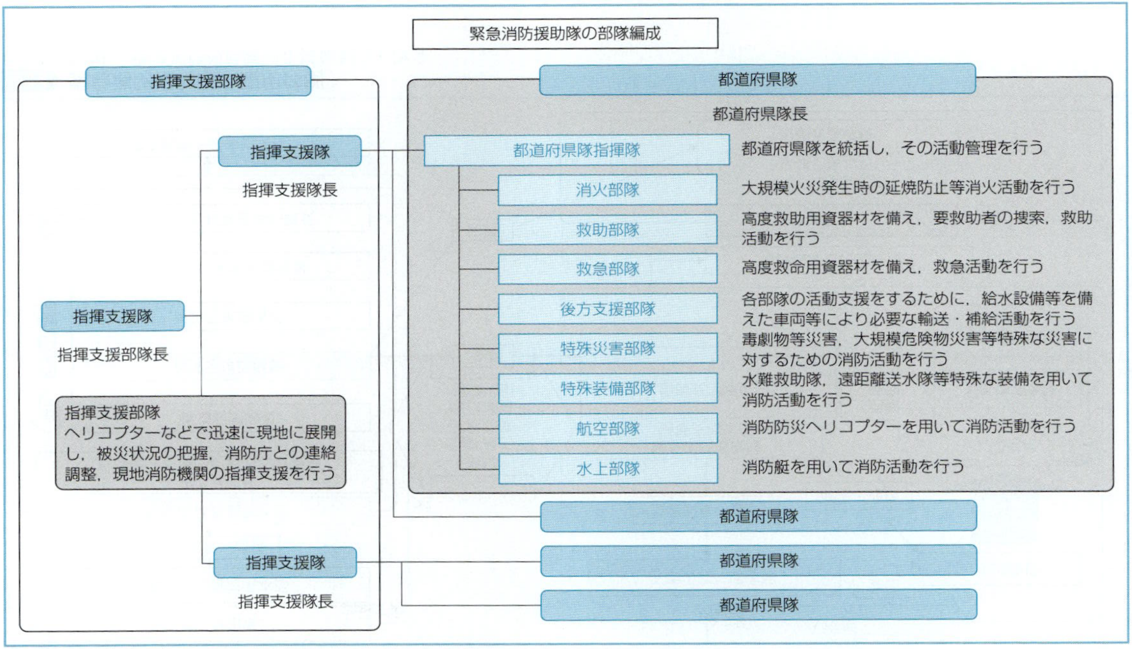

A 災害対処の考え方

緊急消防援助隊の部隊編成

都道府県隊

都道府県隊長
- 都道府県隊を統括し、その活動管理を行う

都道府県隊指揮隊
- 都道府県隊発生時の延焼防止等消火活動を行う

消火部隊
- 大規模火災発生時の延焼防止等消火活動を行う

救助部隊
- 高度救助用資機材を備え、要救助者の捜索、救助活動を行う

救急部隊
- 高度救命用資機材を備え、救急活動を行う

後方支援部隊
- 各部隊等の活動支援をするために、給水設備等を備え、車両等により必要な輸送・補給活動を行う

特殊災害部隊
- 毒劇物等災害、大規模危険物災害等特殊災害に対するための消防活動を行う

特殊装備部隊
- 救助活動、遠距離送水等特殊な装備を用いて水難救助等特殊な消防活動を行う

航空部隊
- 消防防災ヘリコプターを用いて消防活動を行う

水上部隊
- 消防艇を用いて消防活動を行う

都道府県隊
都道府県隊
都道府県隊

指揮支援部隊

指揮支援隊
指揮支援隊長

指揮支援隊
指揮支援隊長

指揮支援部隊
指揮支援部隊長

指揮支援部隊
- ヘリコプターなどで迅速に現地に展開し、被災状況の把握、消防庁との連絡調整、現地消防機関の指揮支援を行う

図13 緊急消防援助隊と指揮体制
〔総務省消防庁：緊急消防援助隊の指揮体制より〕

A 災害対処の考え方

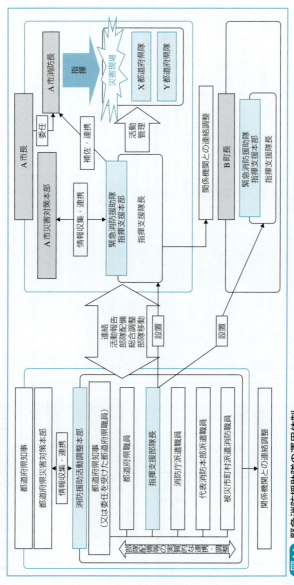

図14 緊急消防援助隊の運用体制
〔総務省消防庁：緊急消防援助隊の指揮体制より改変〕

24

の傷病者の再トリアージと救急救命処置，医療処置，搬送順位などを統括する現場救護所（救急指揮所），③救助活動などの指揮を行う前進指揮所が設置される．

- 現場救護所の役割は，3つのT（トリアージTriage，治療Treatment，搬送Transport）で，最大多数の傷病者に最良の医療を提供する．
- 現場救護所の設置は，二次的災害の発生がない安全な場所で，救急隊の傷病者搬送のアクセスが容易であり，かつ災害現場とできるだけ近位な場所であることが求められる．
- 現場救護所内の指揮体制は，3つのTを効果的に運営するため，救護所の統括運営管理を指揮する救急指揮所が設けられ，救急指揮所担当隊長，現場救護所内の活動隊を管理する指揮担当，傷病者の状況を記録する傷病者記録担当，資機材管理担当，通信担当で構成される．ただし，この構成は各消防本部の規模によって異なる．
- 3つのTを実施する救急隊には，災害現場でのトリアージ，現場救護所内でのトリアージを行うトリアージ担当および救急救命処置を行う救急処置担当，搬送先医療機関への指示を行う搬送指示担当の任務がある．
- トリアージを行う場所は，一次トリアージで3つに大別され，災害形態・環境によって異なるが，①最前線の救助現場付近や災害現場から離れ傷病者が集まっている場所，②消防隊や救助隊によって救助された傷病者をひとまず集める傷病者一時集積場所，③現場救護所の入口，で実施される．
- 災害現場での一次トリアージの実施場所は，現場災害の形態により，最先着した救急隊や指揮本部長によって判断される．
- 現場救護所では，トリアージされた傷病者の再トリアージ（二次トリアージ）を行う．
- 救急救命処置・医療処置は，トリアージの優先順位に基づき，最大多数の傷病者に対し，医療機関搬送に必要な最低限の安定化処置を行う．
- 傷病者の搬送先医療機関の情報収集は，消防本部の指令室や救急指揮所または最先着した救急隊により，搬送先医療機関の情報を収集し，選定し決定する．
- 傷病者搬送は，トリアージの優先順位に基づき搬送する．優先順位の高い傷病者のなかから，DMAT・救急隊員によってさらに選別・決定し，医療評価に基づいて搬送する．

ⓑ DMATの運用

- DMATは，現場到着時，現場指揮本部にDMAT到着の報告と災害状況，傷病者数などの情報を確認し，原則的に消防の指揮下に入り，指揮本部長から任務を受ける．

- 災害現場内の安全管理の基本は,"自分の身は自分で守る"が原則で消防隊の安全管理体制のなかで活動する.
- 現場救護所内では,救急指揮所担当隊長(救急隊長)の指揮下に入り,現場救護所内でトリアージ,医療処置,医療機関搬送の優先順位を決める.
- 現場救護所で死亡確認された傷病者は,遺体であるので,警察機関の扱いとなる.
- 常に現場救護所の指揮本部長と連携を図り,効率的な活動に努める.
- 救助活動している現場における傷病者の医療処置は,消防隊や救助隊の安全管理が徹底されたなかで行うことから,素早い医療判断と処置が求められる(p.146参照).
- 救助活動現場では,医療処置が先か,救助活動が先か,意見が分かれることがあるが,現場活動での安全管理や全体の状況から判断する場合があることを意識しておく.
- 災害現場や現場救護所での対応は,全体の活動方針に従い,決して独断での判断で実施しない.
- DMATの災害医療面からのアドバイス・意見・要望は,"指揮本部長または救急指揮所担当隊長"に意見具申として行う.

参考文献
・石原 晋,他(監):多数傷病者対応 増補―プレホスピタルMOOK 4.永井書店,2010
・石原 晋,他(監):DMAT―プレホスピタルMOOK 9.永井書店,2009
・石井 昇,他(編):災害・健康危機管理ハンドブック.診断と治療社,2007
・日本集団災害医学会(監):DMAT標準テキスト.増補版,へるす出版,2012
・佐々木 勝:医療従事者のための 災害対応アプローチガイド.新興医学出版社,2010

(横山正巳)

b.自衛隊

1) 災害派遣要請

ⓐ どのような場合に自衛隊に災害派遣を要請するか
- 自衛隊が派遣されるのは,公共性,緊急性,非代替性が高い場合であり,消防や警察などの他機関のみで対処ができない場合に自衛隊の派遣を要請する.

ⓑ 誰が要請するか
- 原則として,都道府県知事が要請する.知事との連絡不在時は,市町村長が要請可能である.

ⓒ どこに要請するか
- 陸上自衛隊では，災害対処において，都道府県単位で地域担任部隊が定められ，派遣要請の窓口が定められている．海上自衛隊，航空自衛隊もそれぞれの地域の担当窓口が定められている．

ⓓ 要請にあたってはどのような事項を伝えるか
- 要請時に表5の項目を明示する．

2）自衛隊の災害派遣活動

- 自衛隊の活動の特徴は自給自活の自己完結性であり，食事，宿泊，移動すべて自らで行うことができる．

ⓐ 自衛隊の災害派遣活動の推移
- 自衛隊の災害派遣は，人命救助，民生支援，災害復旧の順で推移する（図15）．
- 表6に自衛隊の災害時活動が示されている．

ⓑ 自衛隊の活動内容
① 自衛隊の活動は，発災直後，ヘリコプターや飛行機による被害状況の把握から始まる．

② 初動対処部隊には人命救助システムが装備され，コンクリート・金属カッターによって家屋や車両に閉じ込められた被災者の救出を行う．

③ 輸送支援
- 自衛隊の航空機や車両により，人員，物資の輸送を行う．東日本大震災では発災直後から孤立した地域に対し，おもにヘリコプターでの被災者救助と物資輸送が行われた．
- DMATを自衛隊の航空機（ヘリコプター含む）で被災地へ輸送する．

④ 医療支援
- 衛生隊はテントやエアドームで野外に治療・収容施設を開設し，患者の診療を行う．
- 衛生隊には野外手術システムが装備され，単純X線の撮影，臨床検査（血算，生化学），小外科手術，内服薬，点滴薬の投薬ができる．
- 医師，看護師などを含む医療チームを編成し，地域の医療コーディネーターの指示のもと，避難所などの巡回診療を実施する．

（参考）東日本大震災では，ヘリコプター搬送の中継地点において，SCU（staging care unit）を開設し，DMATと協同で運営した．平時から自衛隊衛生隊とDMATで合同訓練を実施することが，災害時におけるSCUの円滑な運営に役立つ．

⑤ 患者搬送
- 自衛隊には野戦型の救急車があり，4名の患者を寝たまま搬送することができる．

A 災害対処の考え方

表5 災害派遣要請時に伝達する事項

①災害の状況および派遣を要請する事由
②派遣を希望する期間
③派遣を希望する区域および活動内容
④そのほか参考となるべき事項

表6 自衛隊の災害派遣活動

- 被害状況の把握
- 避難援助（誘導および輸送）
- 被災者などの捜索救助
- 消防活動
- 水防活動
- 道路や水路の障害物の除去
- 応急医療・救護および防疫
- 炊飯および給水
- 物資の無償貸与または譲与
- 被災地域内の自衛隊病院などでの医療活動
- 人員（救急患者など）および物資の緊急輸送
- 危険物の保安または除去
- そのほか自衛隊の能力で対処可能なもの

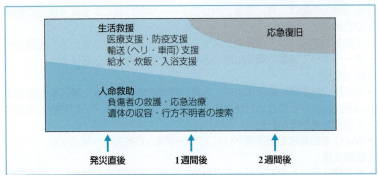

図15 自衛隊の災害派遣活動の推移

- 自衛隊のヘリコプターは患者搬送に有用である．患者搬送の依頼は県の災害対策本部を通じて自衛隊と調整する．
- 航空自衛隊の航空機動衛生隊には，ベッド，人工呼吸器，各種モニター，輸液セットを備えたコンテナが装備され，C-130型大型輸送機に搭載することで，重症患者をICUなみにモニタリングしながら，航空搬送することができる．

（参考）東日本大震災では，発災初期には津波で孤立した沿岸部の病院から内陸の病院に，患者をヘリコプターや救急車で搬送した．重症患者や透析患者は自衛隊の飛行機やヘリコプターで，県外の病院へ広域搬送する例もあった．東日本大震

災における原子力発電所事故においては，緊急避難地域に所在する入院患者の避難のために自衛隊の救急車が使用された．

⑥給水・炊飯・入浴
- 陸上自衛隊には野外炊事車が装備され，野外において食事を作ることができる．
- 浄水セットと給水車があり，避難所などへ給水を行うことができる．
- 野外において浴場を開設できる．

⑦災害復旧
- 自衛隊の施設科部隊は，重機を保有する．
- 瓦礫の除去，道路の修復，簡易的な架橋を実施する．

3）平素からの連携

ⓐ地方自治体と自衛隊の連携
- 各地方自治体はその地域を担当する部隊の連絡窓口を確認し，災害訓練などで平素から部隊担当者と連携をとり，いわゆる顔が見える関係を築いておく．
- 都道府県や主要な市に自衛隊退職者の危機管理監を置くところも増えており，自衛隊と地方自治体の連携に役立っている．

ⓑ消防・警察と自衛隊の連携
- 災害時において，これらの機関の連携は重要であり，平素から災害対処訓練を合同で行うことが災害時の役に立つ．

ⓒ医療機関と自衛隊の連携
- 災害拠点病院は近傍のヘリポート適地を確認し，自衛隊のヘリコプターを用いた降着訓練，患者のヘリコプターへの搭載卸下訓練を平素から行うことが望ましい．
- DMATと自衛隊衛生隊が野外における患者の治療・収容で連携することは有用であり，平素から共同訓練を行うことが望ましい．

(越智文雄)

C．警察組織

1）警察の任務および災害警備活動の法的根拠

ⓐ警察の任務
- 警察は，警察法第二条第1項において，「個人の生命，身体及び財産の保護に任じ，公共の安全と秩序の維持に当ることをもってその責務と」しており，災害が発生し，または発生するおそれがある場合においては，その

責務を全うするため，被害情報の収集，救出救助，避難誘導，身元確認，緊急交通路の確保など，様々な警察活動(災害警備活動)を実施する．
- 災害の発生または拡大を未然に防止するため，防災に関する訓練，物資および資材の備蓄，施設の整備などを行う．

ⓑ 災害警備活動の法的根拠
- 災害警備活動の法的根拠は，一般原則として，前述の警察法第二条第1項の定めがあるが，具体的には，警察官職務執行法第四条(避難等の措置)および第六条(立入)のほか，災害対策基本法，大規模地震対策特別措置法などの関係法令に個別に定められている．

2) 警察の体制

ⓐ 平時の体制
- 国の警察行政機関である警察庁は，その所掌事務について都道府県警察を指揮監督しており，都道府県警察は，当該都道府県の区域につき，警察法第二条第1項に定める責務に任ずることとされている．
- 都道府県警察には，警察本部(東京都は警視庁)および警察署が置かれ，警察署の下部機構として，交番および駐在所が設置されている．
- 都道府県警察の警察職員の定員は，約28万6,000人(平成26年度)であり，そのうち有事における第一次的な部隊活動を行うため,全国で機動隊員(管区機動隊員を含む.)約1万2,000人が配置されている．

ⓑ 災害発生時の体制
- 災害発生時には，第一次的に被災地の都道府県警察において災害警備活動を行うが，被災地警察のみで災害の発生を防御し，または災害の拡大を防止することが困難であると認められる場合は，警察法第六十条第1項(援助の要求)によって，被災地警察以外の都道府県警察から，人員，装備を派遣する．
- 大規模災害発生時における広域的な部隊運用の拡充を図り，所要の警備体制を確保することを目的として，2012(平成24)年5月，新たに警察災害派遣隊を編成した．
- 警察災害派遣隊は，大規模災害発生時に直ちに被災地などに派遣され，かつ原則として，派遣先の都道府県警察から宿泊所の手配，物資の調達などの支援を受けることなく活動する即応部隊(約1万人)と，大規模災害発生時から一定期間が経過した後に長時間にわたり派遣される一般部隊によって構成されている(図16)．
- 即応部隊の中核となるのが，広域緊急援助隊および同隊中の特別救助班である．

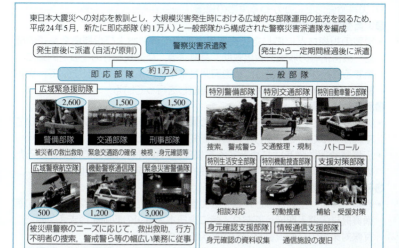

図16 警察災害派遣隊の概要

① 広域緊急援助隊
- 広域緊急援助隊は，阪神・淡路大震災への対応を教訓に，平成7年6月，大規模災害発生時に都道府県警察の枠を越えて広域的に即応でき，かつ高度な救出救助能力と自活能力を有する専門部隊として，各都道府県警察に設置された．
- 広域緊急援助隊は，救出救助や避難誘導などを行う警備部隊，交通情報の収集や緊急交通路の確保などを行う交通部隊，検視や遺族などへの安否情報の提供などを行う刑事部隊で構成されており，全国で約5,600人が隊員に指定されている（図17）．

② 特別救助班
- 特別救助班（Police Team of Rescue Experts：P-REX）は，新潟県中越地震への対応を教訓に，2005（平成17）年4月，極めて高度な救出救助能力を有する専門部隊として，全国12都道府県警察（北海道，宮城，警視庁，埼玉，神奈川，静岡，愛知，大阪，兵庫，広島，香川，福岡）の広域緊急援助隊に設置された．
- 現在，全国で約200人が隊員に指定されており，高度な技能と装備資機材を駆使し，新潟県中越地震，東日本大震災のほか，土砂災害，列車事故など，様々な災害現場に派遣され，救出救助活動などを実施している．

A　災害対処の考え方

3) 災害警備活動にかかわる平素の措置

ⓐ災害警備計画の策定
- 災害の規模などに応じた災害警備本部等の体制および指揮命令系統の確立，被害情報の収集，救出救助，避難誘導，交通規制等の措置を的確に実施することができるよう，都道府県警察本部および警察署において，災害警備計画を策定し，随時，必要な見直しを行っている．

ⓑ教養訓練の実施
- 災害についての知識，装備資機材の操作要領，現場活動要領などについてマニュアルなどを作成し，職員に周知徹底を図っている．
- 広域緊急援助隊をはじめとする警備部隊の災害対処能力の向上を図るため，実際の災害現場を想定した実践的訓練を実施している（図18）．

ⓒ装備資機材の整備充実
- 地震，津波，土石流など，様々な災害に対応した高機能で操作性の高い装備資機材の導入を図っており，特に東日本大震災の教訓を踏まえ，津波，瓦礫対策用の装備資機材の整備充実に努めている．
- "国家公安委員会・警察庁防災業務計画"に基づき，警察本部，警察署，交番・駐在所ごとに必要となる基本的装備資機材の導入を図るとともに，重機などの大型装備資機材について，建設業協会，レンタル会社などとの間で借上げ協定を締結している．

4) 災害発生時の措置
- 警察では，災害が発生し，または発生するおそれがある場合に災害の発生を防御し，または応急的救助を行うなど，災害の拡大を防止するため，迅速に警備体制を確立し，被害情報の収集を徹底するとともに，関係機関と緊密に連携しておもに以下の措置をとっている．

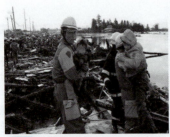
図17　広域緊急援助隊の活動状況

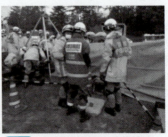
図18　災害警備訓練の実施状況

ⓐ 救出救助活動等

- 発生当初72時間は，救出救助活動において極めて重要な時間帯であるため，当該活動に人員，装備資機材等を重点的に配分することを基本方針としている．
- 実際に災害が発生した場合には，被害情報などに基づき，被災地警察の警察署，機動隊のほか，被災地警察以外の都道府県警察から，高度な救出救助能力を有する広域緊急援助隊などを迅速に派遣し，消防，自衛隊，海上保安庁，DMATなどの関係機関との緊密な連携を図りつつ，迅速かつ的確な救出救助活動等を実施する（図19）．

ⓑ 避難誘導等

- 地域住民などの避難誘導にあたっては，被災地域，災害危険箇所等，現場の状況などを把握したうえで，安全な避難経路を選定するとともに，高齢者および障害者について可能な限り，車両，警察用航空機（ヘリコプター）などを活用して搬送している．
- 市町村から避難行動要支援者名簿の提供を受けた場合は，当該名簿を避難誘導に活用することとしている（図20）．

ⓒ 行方不明者の捜索等

- 行方不明者の捜索等にあたっては，消防，自衛隊，海上保安庁等関係機関と捜索区割り等の調整を行い，円滑な現場活動が行われるよう配意する．
- 東日本大震災への対応を教訓とし，津波災害によって冠水した地域や，大量の瓦礫の中で効果的に捜索を行うため，排水ポンプ，水中ソナー，ゴムボート，受傷事故防止資機材等の装備資機材の整備充実に努めている．

ⓓ 身元確認等

- 行方不明者の捜索等によって遺体を収容した場合は，検視または死体見分を行い，死因の特定，身元確認等を行う．
- 身元確認にあたっては，所持品，指紋，掌紋，DNA型鑑定，歯牙形状な

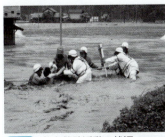

図19 救出救助活動の状況

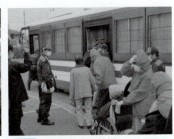

図20 避難誘導の状況

どの確認・照合を行うほか，身元不明遺体の身体特徴および所持品の警察ホームページへの掲載，似顔絵の公表などを行う（図21）．

ⓔ緊急交通路の確保

- 現場の警察官，関係機関からの情報などに加え，交通監視カメラ，車両感知器等を活用し，通行可能な道路や交通状況を迅速に把握する．
- 災害応急対策が的確かつ円滑に行われるようにするため，緊急の必要があると認めるときは，速やかに区域または道路の区間を指定して，緊急通行車両以外の車両の道路における通行を禁止または制限して緊急交通路を確保する．

ⓕ社会秩序の維持

- 被災後の無人化した住宅街，商店街などにおける窃盗や，救援物資の搬送路および集積地における混乱，避難所内でのトラブルなどを防止するため，被災地およびその周辺地域（海上を含む）におけるパトロールを強化するとともに，避難所等の巡回活動等を行う．
- 被災地において発生することが予想される悪質商法等の生活経済事犯，知能犯，窃盗犯，粗暴犯，暴力団による民事介入暴力等の取締りを重点的に行う（図22）．

ⓖ被災者等への情報伝達活動

- 被災者等のニーズを十分把握し，交番，駐在所，パトカー等の勤務員を活用するなどして，災害関連情報，避難の措置に関する情報，交通規制に関する情報などの適切な伝達に努める．
- 災害発生時には，被災者の安否を気遣う肉親等の相談に応じるため，行方不明者相談ダイヤルなどを設置するほか，避難所等に避難している被災者の不安を和らげるため，移動交番車の派遣や避難所への警察官の立ち寄り等による相談活動を実施する．

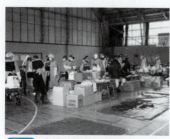

図21 身元確認等の状況

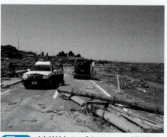

図22 被災地のパトロール状況

5）関係機関との連携

- "国家公安委員会・警察庁防災業務計画"において，関係機関と相互に連携協力して災害対策にあたる旨を明記しており，おもに以下のとおりに関係機関と連携した活動を展開している．

ⓐ実動部隊との連携

- 災害が発生した場合，被災地において消防，自衛隊，海上保安庁，DMAT等実動部隊と連携協力し，救出救助，行方不明者の捜索等にあたっているほか，平素からこれらの部隊との間で計画的に実動訓練，図上訓練，検討会等を行っている．
- 部隊員および災害対策担当者の災害対処能力の向上を図ることを目的として行っている研修などにおいて，関係機関の担当者を招聘し，これらの機関における災害対策の取り組みや，当該機関との連携協力のあり方などについて聴講している．

ⓑ自治体，民間事業者等との連携

- 平素から関係省庁，都道府県，市町村の防災担当部門との連携強化に努めており，計画的に各種訓練，意見交換，検討会等を行っているほか，災害発生時においては，災害対策本部の機能が十分に発揮されるよう，情報の共有，被災者の支援などを行っている．
- 災害が発生した場合，被災地において消防，自衛隊，海上保安庁，DMAT等実動部隊と連携協力し，救出救助，行方不明者の捜索等にあたるほか，平素からこれら部隊との間で計画的に実動訓練，図上訓練，検討会等を行っている．

（中神一明）

d．DMAT

1）DMATとは

- 厚生労働省は，阪神・淡路大震災において現場での医療が欠落していたという反省から，発災後の超急性期に救命医療を担う災害医療派遣チーム（Disaster Medical Assistance Team：DMAT）を2005（平成17）年に創設した．
- DMATとは，大地震および航空機・列車事故などの災害時に被災者の生命を守るため，被災地に迅速に駆けつけ，救急治療を行うための専門的な訓練を受けた医療チームである．
- DMATの意義は，超急性期に被災地入りし救命医療を行い，防ぎえた災害死（preventable disaster death）をなくすことである．
- DMATは，1隊は小人数であるが，被災地に入れば集合し，明確な指揮命

A 災害対処の考え方

令系統のもと,組織的に活動する.

2) DMATの派遣

- DMATの活動は,平時に都道府県と医療機関などとの間で締結された協定および厚生労働省,文部科学省,都道府県,国立病院機構などによって策定された防災計画などに基づく.
- DMATの派遣は,被災地域の都道府県の派遣要請に基づく.ただし,厚生労働省は,発災から当分の間,被災地域の都道府県の派遣要請がない場合であっても,緊急の必要があると認めるときは,都道府県などに対してDMATの派遣を要請することができる(図23).
- 被災地域の都道府県は表7の基準に基づき,DMATの派遣要請を行う.
- DMAT 1隊あたりの活動期間は,移動時間を除き概ね48時間以内を基本とする.なお,災害の規模に応じて,DMATの活動が長期間(1週間など)に及ぶ場合には,DMAT二次隊,三次隊などの追加派遣で対応することを

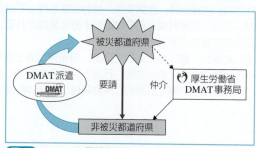

図23 DMATの要請経路

表7 DMATの派遣要請

①震度6弱の地震または死者数が2人以上50人未満もしくは傷病者数が20名以上見込まれる災害の場合 → 管内のDMAT指定医療機関に対してDMATの派遣を要請
②震度6強の地震または死者数が50人以上100人未満見込まれる災害の場合 → 管内のDMAT指定医療機関ならびに被災地域の都道府県に隣接する都道府県および被災地域の都道府県が属する地方ブロックに属する都道府県に対してDMATの派遣を要請
③震度7の地震または死者数が100人以上見込まれる災害の場合 → 管内のDMAT指定医療機関ならびに被災地域の都道府県に隣接する都道府県,被災地域の都道府県が属する地方ブロックに属する都道府県および被災地域の都道府県が属する地方ブロックに隣接する地方ブロックに属する都道府県に対してDMATの派遣を要請
④東海地震,東南海・南海地震または首都直下型地震の場合 → 管内のDMAT指定医療機関および全国の都道府県に対してDMATの派遣を要請

考慮する.

3）DMATの指揮命令系統

- DMATは，被災都道府県に入った後は被災都道府県の災害対策本部DMAT調整本部の指揮下に入る.
- 実際には，活動拠点本部，広域搬送拠点医療施設（SCU〈Staging Care Unit〉）本部などの指揮下で活動する（図24）.
- 本部の指揮は，統括DMAT登録者というDMATのリーダーコースを受講し，登録された者が行う.

4）DMATの機能・任務

- DMATの任務は，災害の種類，規模によって変わるが，基本的に望まれる機能・任務として表8があげられる.
- 防ぎえた災害死を防ぐには，傷病者を発生場所から，いかに適切・迅速に根治的医療ができる医療施設に搬送するかにかかってくる．それには傷病者の動線が円滑に流れることが重要である．DMATはその流れを管理し，滞る場所があれば重点的に支援することになる（図25）.
- DMATは，医療救護班に引き継ぐまでに，被災地で生じるあらゆる医療ニーズに対応する.
- DMATから，亜急性期以降の医療を担う医療救護班へ円滑な引継ぎがで

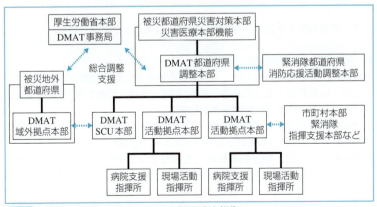

図24 広域災害時におけるDMATの指揮系統（例）
⇢連絡・連携

表8 DMATに求められる機能・任務

- 被災地域内での医療情報収集，分析，発信
- 被災地域内でのトリアージ，応急治療，搬送
- 被災地域内での医療機関，特に災害拠点病院の支援・強化
- 広域搬送拠点医療施設(SCU)における医療支援
- 広域航空搬送におけるヘリコプターや固定翼機への搭乗医療チーム
- SCUへの搬送あるいは近隣への地域医療搬送の支援
- 災害現場でのメディカルコントロール

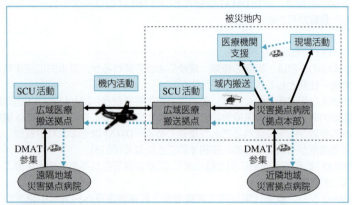

図25 DMAT活動の概念
―：DMATの動線，┄┄：患者の動線

き，被災者にシームレスな医療が提供されることが重要である．

5) 研修内容・登録隊員数・研修施設・チーム数など

- DMATの隊員養成研修では，災害医療の標準化に重点を置いている．すなわち，災害対応における共通の言語(知識・理論・診療手順)を共有することによって，円滑な組織的活動を目指す．
- DMATの隊員養成は，2005(平成17)年に始まり，現在ではすべての災害拠点病院(652か所)にDMATが配置されている(図26)．
- 隊員養成研修は，国立病院機構災害医療センターと兵庫県災害医療センターの2か所で行われる．隊員養成研修はDMAT指定医療機関の医師，看護師，調整員に対して行われ，4日間のプログラムが組まれている．プログラムには消防との連携実働訓練，自衛隊との実機を用いた広域医療搬送の訓練が含まれる．

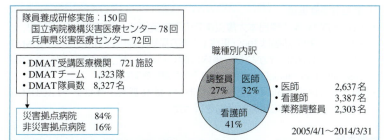

図26 DMAT研修の実施,修了者の状況

- DMATの隊員証は,厚生労働省医政局長名で発行される個人に対する隊員証である.認証期間は5年間であり,更新するには地域ブロック開催の技能維持研修に参加する必要がある.

6) DMATのロジスティクス

- DMATは,DMAT活動に関わる通信・移動手段・医薬品・生活手段などについて自ら確保しながら,継続した活動を行うことを基本としている.
- ロジスティクスは,DMATやDMATロジスティックチーム,DMAT補助要員が担当する.
- DMATロジスティックチームは,厚生労働省などが実施する「DMATロジスティックチーム隊員養成研修」を修了した者で構成され,本部業務において統括DMAT登録者をサポートする.
- 厚生労働省,都道府県,DMATロジスティックチームなどは,DMAT活動に関わる通信,ヘリコプター等の移動手段,医薬品,生活手段等の確保について可能な限り支援・調整を行う.
- 厚生労働省,DMATロジスティックチームは,DMATの移動手段,患者の搬送手段などについて関係省庁(内閣府,防衛省,総務省消防庁,海上保安庁,文部科学省など),都道府県および民間団体と必要な調整を行う.
- DMAT派遣元の都道府県は,派遣したDMATへのロジスティクスを可能な限り行うことが望ましい.
- 厚生労働省,都道府県,DMATロジスティックチームなどは,DMAT活動に関わる通信・移動手段・医薬品・生活手段などに関して,関係業界(通信関係,ヘリコプター,レンタカー,タクシーなどの交通関係,医薬品などの卸関係など)に対して,その確保を依頼する.

7）おもな活動実績

- 2011（平成23）年の東日本大震災までの活動実績は14回であった（図27）．
- DMATの最初の活動は2005（平成17）年の福知山線脱線事故である．DMAT隊員が救出救助にかかわり，車内に閉じ込められた傷病者に対してCSM（confined space medicine，がれきの下の医療）を実践した．
- 2007（平成19）年の新潟中越沖地震においては16都県から42チームのDMATが参集し，初めての組織的活動を行った．

参考文献
・日本集団災害医学会（監）：DMAT標準テキスト．増補版，へるす出版，2012
・日本DMAT活動要領（平成25年9月4日改正版）

（小井土雄一）

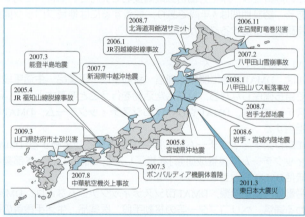

図27 DMATのおもな活動実績

Column　DMATの東日本大震災での対応

　東日本大震災では，47都道府県から383チーム，約1,852人の隊員が活動した．活動期間は3月11日～22日の12日間であった．活動内容は県災害対策本部支援，病院支援，域内搬送，広域医療搬送，病院入院患者避難搬送を行い，わが国初めての広域医療搬送は被災地外へ自衛隊機にて19患者を搬送している．域内搬送はドクターヘリなどを活用し140例以上の搬送を行い，また福島原発事故に関わる入院患者避難搬送では500名以上の搬送に関わった．

○ DMATにおける災害医療活動のフローとチェックリスト(例)

本フローは実働に則して，各機関で適時・適切に変更してください

発災
- [ ] 自分の安全を確認する(家でも，外出先でも，職場でも)
- [ ] テレビ・ラジオのスイッチを入れ，報道により現状を確認する
- [ ] 施設へ参集基準の判断(自動参集基準を満たしているか？)
- [ ] 日本DMATの「待機・出動命令」を確認した

出動準備(待機)
- [ ] 派遣命令権者(院長あるいは代理者)の派遣許可
- [ ] 勤務調整(派遣中：2〜4日間)
- [ ] 資器材チェック
- [ ] 移動経路・方法の検討・確認(交通手段：レンタカー，日本DMATの空港参集など)
- [ ] 活動中の飲料水・食料の調達，確保(確認)

出動
- [ ] 家族(親族)への出動の連絡
- [ ] 派遣活動の記録(クロノロジーなど)を忘れずに開始

派遣移動
- [ ] 派遣活動の記録(クロノロジーなど)の継続
- [ ] 移動中の「定時報告」を派遣元(病院など)に行う
- [ ] 派遣地の確定
  - ＊：初動時のみの事象(初動時には移動しながら目的地を決定することがある)

派遣地到着
- [ ] 派遣地(施設)の災害対策本部に到着報告と拝命
- [ ] 派遣元(自院)に到着と受命内容を報告

活動
- [ ] 受命した活動内容を隊員内で周知確認
- [ ] 活動開始
- [ ] 活動中の記録(クロノロジーなど)の記録の継続
- [ ] 活動における医療資器材，医薬品の調達に関する現地災害対策本部・派遣元への報告
- [ ] 後続派遣隊への引き継ぎ作業

帰還
- [ ] 帰還に際し，現地災害対策本部・派遣元に撤収(帰還)の報告
- [ ] 帰還移動中の派遣元への定時報告
- [ ] 帰着報告，隊員間の活動検討会

A 災害対処の考え方

A 災害対処の考え方

e．日本赤十字社

1）概　要

- 日本赤十字社（表9）は，本社を中心に全国の各都道府県に"支部"を配しており，全国を6ブロックに分割して組織運営している（図28，図29）．
- ブロックごとに幹事支部（ブロック代表県支部）が指定されている．
- 災害発生時の対応は各県支部において組織されており，本社の管理下のもと活動している．
- 災害救援全般に関する活動は"救護担当部署"によって組織されており，医療救護ばかりでなく救援物資の管理・調達・手配などの主業務を行っている．
- 医療救護は各県支部のもと，県（支部）下の全国92赤十字病院（平成26年4月現在）を中心に編成される"救護班"によって展開される．
- 赤十字の救護活動は"青少年赤十字"や"地域赤十字ボランティア"または"赤十字防災ボランティア"といった組織によっても構成されており，地域に身近なところでは，自治会内にも赤十字関連下部組織が編成されている．法に規定されるとおり全国的な組織体系をもった団体である．

2）災害救護活動

- 日本赤十字社の災害救護業務は，防災業務計画（2009〈平成21〉年2月策定）のなかで，①医療救護，②救援物資の備蓄と配分，③災害時の血液製剤の供給，④義援金の受付と配分，⑤その他災害救護に必要な業務，として規定されている．

表9　日本赤十字社法第四章（業務）第二十七条

日本赤十字社は，「赤十字に関する諸条約及び赤十字国際会議において決議された諸原則の精神にのつとり，赤十字の理想とする人道的任務を達成すること（第一条）」の目的を達成するため，以下に掲げる業務を行う
一　赤十字に関する諸条約に基く業務に従事すること
二　非常災害時又は伝染病流行時において，傷病その他の災やくを受けた者の救護を行うこと
三　常時，健康の増進，疾病の予防，苦痛の軽減その他社会奉仕のために必要な事業を行うこと
四　前各号に掲げる業務のほか，第一条の目的を達成するために必要な業務

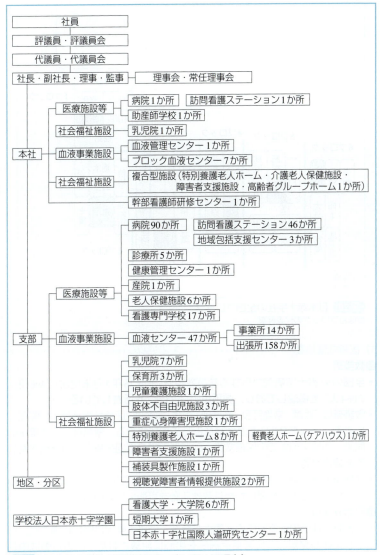

図28 日本赤十字社の組織（平成25年4月1日現在）

A 災害対処の考え方

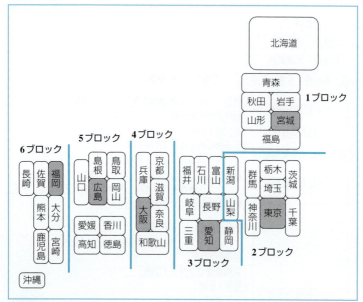

図29 日本赤十字社の全国ブロック
■は各ブロックの代表幹事.

3) 医療救護活動

ⓐ救護班

- 全国の92赤十字病院からなる常設救護班(平成26年3月末現在)"496班;7,064人"を構成しており,救護車両"775台"を所有している.
- 救護班は"医師,看護師長,看護師,主事(薬剤師,医療技術技師,事務官)"による"6～8名体制"を基本構成として編成される.業務は,①救護所の開設,②被災現場での医療救護,③避難所等の巡回診療を行う装備を有して派遣される.
- 救護班の継続派遣体制は全国の6ブロックごとにブロック内から順次派遣を継続することで長期にわたり救護活動を可能にしている.

ⓑ日赤DMAT

- 災害超急性期の医療対応の必要性が阪神・淡路大震災以降に提唱され,日本DMATが発足し,災害拠点病院を中心に組織された.その活動は中越地震以降めまぐるしく進化し,日本赤十字社も救護班の活動様式を"継続性"主体から超急性期の"初動災害医療体制"を含める"日本DMATと協

働する救護班"と位置付け,2009年から"日赤DMAT"を組織し,自社内での救護班研修(日赤DMAT研修)を開始した.
- 日赤DMATは日本DMATとは異なり,図30に示すように発災直後からのシームレス(seamless)な災害医療救護活動を担保するための組織である.

ⓒ国内型緊急対応ユニット(domestic Emergency Response Unit:dERU)
- 大規模災害発生時の緊急医療対応を目的とした装備で,仮設診療所設備とそれを運ぶトラック・自動昇降式コンテナと訓練されたdERU職員,そしてそれらを円滑に運用するためのシステムの総称である.現在,全国に14基が配備されている.
- 資機材の総重量は約3トン,麻酔や抗生物質などの医薬品,エアテント1張,外科用具などの医療資器材のほか,診察台,簡易ベッド,担架,貯水タンクなどが積載されている(図31).
- 要員は訓練を受けた医師,看護師長,看護師,助産師,薬剤師らの医療要員と事務職員(基本構成14人)から構成される.
- 約1時間で立ち上げ可能で,装備された医療資器材で1日150人程度の軽症・中等症程度の傷病者に対して3日間の治療が可能となっている.その後も被災状況によって医療資器材を補給することで治療を継続することが

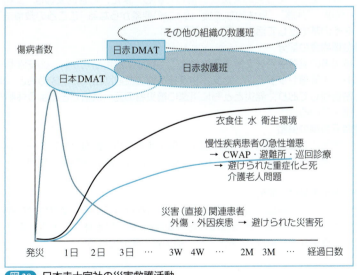

図30 日本赤十字社の災害救護活動

A 災害対処の考え方

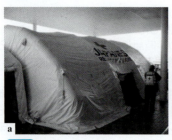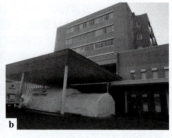

図31 dERUのエアテント
東日本大震災において石巻赤十字病院・正面玄関前に展開されたdERUのエアテント．トリアージ・緑患者の診療に従事した．

できる．

d こころのケア活動

- 国連が提唱しているIASC（Inter-Agency Standing Committee，人道機関間常任委員会）のガイドラインにおける，非常事態時の"こころのケア"を表現するための"メンタルヘルス（精神科医療）と心理社会的支援"のうち，"心理社会的支援"を，個々の被災者に提供する心理的支援と，避難所や地域に基づいた社会的支援を目指している．また，心理的支援は"支持""傾聴""共感""具体的な支援"の4つの要素からなる"こころの救急法"をその基本として活動している（図32）．

e 救援物資の配分

- 被災者の避難生活を支援するため，①毛布，②日用品セット，③安眠セット，④緊急セットといった支援物資を各種公益財団法人の助成のもと，備蓄管理しており，発災とともに迅速に被災者の元へ供給できるよう体制を整えている．

f 血液製剤の供給

- 災害時にも血液製剤を円滑に確保・供給するため，各血液センターで必要な血液製剤を備蓄するとともに，全国的に血液需給を調整する体制をとっている．

g 義援金の受付・配分

- 被災者への見舞金である災害義援金の受付を行っている．受け付けた義援金は，第三者機関である義援金配分委員会（被災自治体，日本赤十字社，報道機関などで構成）に拠出され，被災者に配分される．

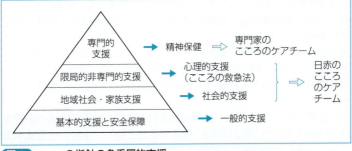

図32 IASCの指針の多重層的支援

参考文献
・日本赤十字社ウェブサイト(http://www.jrc.or.jp)

(林　宗博)

f．その他の組織・職種

1) 自治体活動(東京都の災害医療)

- 東京都は震災対策を最重点課題の1つと認識し，初動医療体制や後方医療体制をはじめとする災害時の保健医療体制全般について強化を図っている．
- 初動期の医療救護活動として，区市町村から要請があった場合または都において医療救護の必要があると認めた場合，都立病院，都医師会，日本赤十字社東京都支部および各災害拠点病院による都医療救護班(約200班)，都歯科医師会による都歯科医療救護班(約110班)，都薬剤師会による都薬剤師班(280班)を編成し救護所などに派遣する体制を整えている．
- 救護所などで実施するトリアージについては，災害医療従事者や関係団体，区市町村などにおいてトリアージ訓練などの実施を推進するとともに，トリアージ研修などを通じて大規模災害発生時の体制を強化している．
- 都医療救護班や医療救護所に医薬品などを供給できるよう，災害用救急医療資器材を備蓄しており，医薬品などが不足した場合に備えて東京医薬品卸業協会などの関係団体の協力を得て供給体制を確保している．
- 東京DMATを2004(平成16)年に発足させ，2013(平成25)年度末までに東京DMATを保有する25病院を指定している．
- 東京DMATは，1チーム医師1名，看護師等2名(必要に応じて事務員1名が加わる)で構成されている．

- 東京DMATは，東京消防庁の救出救助部隊と連携して，災害現場(たとえば，近隣の多数傷病者交通事故)で発生した多数傷病者などの救命措置などを実施している．
- 東京DMATが効果的な活動を行えるよう，東京DMATと東京消防庁などとの共同の訓練・演習を行い，迅速かつ円滑な派遣に努めている．
- 首都圏直下型地震などに備えて，他道府県からのDMATの受け入れ地域を定めている．
- 後方医療体制については，医療救護活動の拠点となる災害拠点病院を70施設(2011〈平成23〉年2月現在)指定するとともに，施設の耐震化やエレベーター閉じ込め対策などの施設整備を行っている．
- 大規模災害発生時には，災害拠点病院のほか救急告示医療機関およびその他の病院で被災を免れたすべての医療機関が後方医療施設として患者の受け入れや治療などを行うこととなっている．
- 救急告示医療機関についても，耐震化などを進め，大規模災害時にも医療機能の継続が図ることができるよう努めている．
- 都県域を越えた広域医療体制については，"九都県市災害時相互応援協定"など，県市と相互応援協定を締結し，広域医療連携に関する相互応援体制を整えている．
- 1999(平成11)年度から全国規模の広域災害・救急医療情報システムの運用によって，震災時の医療機関の開設状況，患者の受け入れ可能状況，DMATの稼働状況などの把握が可能となり，医療機関への搬送やDMATの派遣要請などに活用を図っている．

2) 日本医師会

- JMAT (Japan Medical Association Team)は，発災後日本医師会から都道府県医師会への要請によって出動し，日本DMATおよび被災地医師会間で役割分担と有機的な連携を行いつつ，おもに被災地医師会などとの協力，活動支援を行う．
- JMATの具体的な活動は，①避難所，救護所における医療，②被災地病院，診療所の日常診療への支援(災害発生前からの医療の継続)，③避難所の状況把握と改善(衛生状態，感染症の発生動向，避難者の健康状態，食生活など)，④在宅患者の医療，健康管理，⑤地元医師会を中心とした連絡会の立ち上げなどである．
- 東日本大震災では，全国から約1,400チームを被災4県に派遣し救援活動を行った．さらに，検案担当医の派遣に協力したほか，米軍，自衛隊，警察，製薬団体などと連携し，医薬品の搬送などの支援を行った．

- 東日本大震災後の被災地医療の再建に向けた支援活動では，被災者健康支援連絡協議会(関係団体，内閣府，厚生労働省，文部科学省，総務省などで構成)を結成し，被災地の医療再生や今後の災害対策を国に要望している．
- 被災者健康支援連絡協議会では，被災現地の医療ニーズに対応し，医療チームの中長期的な派遣を確保したり，避難所をはじめ被災現地の健康確保上のニーズを把握するとともに，感染症対策など，被災者の健康確保に必要な取り組みを行った．

3) 日本歯科医師会

- 東日本大震災では，身元確認の作業(身元確認)，応急の歯科診療対応，歯科保健活動を，日本歯科医師会主体で対応した．
- 東日本大震災では溺死者が90％を占めており，歯科所見で身元が確認できたのは10〜20％であった．
- この低率の原因は，歯科医院が被災して既存のデータが消失したためであった．
- 応急歯科診療の対応では，う蝕，歯髄炎や歯根膜炎が約40％，歯周炎，腫れ物や粘膜疾患が約30％，義歯関係が約30％と報告されている．
- 避難所などでの歯科保健活動では，口腔ケアを積極的に推進し，肺炎予防などにも努めている．
- 大規模災害時の歯科保健医療支援活動の標準化として，①需要分析に基づいた応急歯科診療体制，②水資源不足に対応した口腔ケア，③各都道府県におけるコーディネーターの養成と業務の標準化，④支援部隊の後方支援体制と支援物資の供給体制などが検討されている．

4) 日本薬剤師会

- 2006(平成18)年4月に"日本災害医療薬剤師学会"が設立され，災害時に活動経験のある薬剤師が企画や運営を行っている．
- 災害時には，①医療チームの一員としての薬剤師の活動，②医薬品の安定供給面での活動，③環境衛生活動，がおもな役割である．東日本大震災では，①は大学病院や災害拠点病院の病院薬剤師，②と③は地域の薬剤師会が活動を行った．
- 具体的には，救護所や避難所などにおける服薬指導，医療チームにおける医療活動への参加，医薬品効能や適正使用への助言や，医薬品等集積所(薬剤師会が運営するセンターを含む)，避難所や救護所における医薬品などの仕分けや管理などである．
- 医薬品管理では，救援医療物資のなかには医療用医薬品と一般用医薬品の

混在や，大量に送られた未使用医療物資の処理が大問題であり，この解決にも薬剤師の重要な役割がある．
- 医療被害の把握，ライフラインの確認，避難所の状況などから，必要医薬品の推測を行う．
- 避難所での保健衛生への関与では，消毒薬の配布，一般用医薬品の配布，公衆衛生指導，健康相談などの幅広い業務が求められている．
- DMATでは薬剤師は事務官として登録され，医療調整や業務調整の部分を担い医療救援活動に従事している．災害医療のなかで薬剤師に期待される役割は，平時に比べ変化し多様化している．
- 薬剤師には，被災地では薬局以外での調剤や処方箋のない患者への対応が求められたり，災害時の法的根拠も熟知することが求められている．
- 国際緊急援助隊医療チームでも，薬剤師という派遣枠が設けられ活動している．

（箱崎幸也）

5) 保健所

- 保健所として，被災地における公衆衛生活動が最も重要である（表10）[1]．
- 災害対応としては，救急医療体制の構築と二次健康被害の予防が重要である．
- 役割は時間とともに変化する．急性期は医療機関調整や救護所活動が中心となるが，慢性期にはこころのケアや環境衛生が主要な役割となる．復興期には医療体制の再構築における役割も担う．
- 救急医療体制の構築は平時から始まっている．災害発生前から管内の医療機能の把握とデータベース化を行い，地域の平時の緊急医療能力を把握する．そして，災害時の救急医療活動を妨げる要因となる医療的要支援者や施設の準備状況，在宅要支援者の状況などを当該地域で把握し，リスク評価を行う．
- 災害時には，地域の残存医療機能の程度と被災者の状況を把握し，外部医療支援の必要性を素早く判断する．
- 保健所は医療・保健・福祉チームの需要と供給を判断することに加え，いくつものチームからなる医療・保健・福祉体制が効率的に活動できるように，マネージャー役として，これらの活動を，活動するための資材やライフラインの確保（ロジスティクス）を含めて後方支援することも大きな役割である．
- 二次健康被害の予防は，一義的に市町村が主体であるが，保健所は市町村に対する専門的支援として行う．急性期には難病患者などの災害時要援護

表10 保健師（および環境衛生監視員）の避難所での業務

1．飲料水の実態把握，情報提供	4．避難所内ペット対策
・給水実施（可能）地域の確認（事業体情報の早期収集・提供） ・飲料水の備蓄や補給数 ・給水車から口にするまでの衛生管理指導（ポリタンクなど） ・供給不可能な場合の救援方法	・ペット数，種類の確認 ・ケージなどの収容設備の確保 ・ペット同伴者のゾーン分け ・ペットの正しい飼い方の指導，安全性確認 ・動物救護施設の情報提供
2．避難所の総合的な衛生確保，排泄環境の衛生管理	5．避難者の安全・健康的な入浴機会の提供
・衛生ゾーンなどの決定と周知（その他職種とも協議） ・排泄場所の安全性確認と整備 ・下水放流不可の場合，既設水洗トイレ使用禁止 ・仮設トイレの使用方法，清掃，消毒の指導 ・手洗い，消毒にかかる指導 ・必要な物品や薬剤の使用状況の確認と確保供給	・週1回の入浴が可能になるよう情報収集．必要に応じ仮設浴場（設置の要請） ・仮設浴場管理（浴場管理者・ボランティア確保） ・安全で衛生的な入浴方法について助言
3．避難者による自主的な環境管理の支援	6．生活環境の改善整備
・避難所被災者の生活状況の把握（人数，室温，トイレ，自炊場，洗濯場，乾燥場，ごみ集積場，寝具，冷暖房など） ・避難所生活ルール策定，協力要請 ・寝具の確保と衛生指導 ・冷暖房，換気の指導 ・廃棄物処理に関する指導 ・うがい，手洗い，消毒方法の指導 ・生活用水の確保，衛生指導	・プライバシー確保のための隔壁などの設置 ・インフルエンザ等患者（入院対象外）専用スペース確保 ・室温調整，換気，分煙対策 ・室内清掃，布団消毒・乾燥，洗濯などの実態把握と情報提供 ・必要に応じ洗濯機，布団乾燥サービスの導入，空気清浄機設置

〔橘　とも子，他：地域社会におけるヘルスケアシステムの平常時・発災時・復興期モデルの検討．保健医療科学 2010;59:125-138 より改変〕

者対策から食中毒・感染症・エコノミー症候群の予防などが重要である．慢性期に移行するにつれて，一人暮しの高齢者などの災害時要援護者やこころのケア，慢性疾患予防などの役割も追加される．
- 日本版標準インシデントコマンドシステム（自然災害）をベースとした保健所の災害時の対応についての体制づくりが進められている．
- 災害時の健康危機管理・公衆衛生活動の支援システムとして災害時健康危機管理支援チーム（Disaster Health Emergency Assistance Team：DHEAT）の構築に向けた提案が行われているところである．

文献

1) 橘　とも子，他：地域社会におけるヘルスケアシステムの平常時・発災時・復興期モデルの検討．保健医療科学 2010;59:125-138

参考文献

- 石井　昇，他（編）：災害・健康危機管理ハンドブック．診断と治療社，2007;8-45
- 大橋教良（編）：災害医療 医療チーム・各組織の役割と連携．へるす出版，2009;42-66
- 佐々木隆一郎：大規模災害における保健所の役割—全国保健所長会を中心とした研究を主に—．保健医療科学 2013;62:421-427

（齋藤智也）

6) 日本看護協会

- 日本看護協会は，大規模自然災害発生時には災害対応区分（レベル1・2・3）（表11）[1)]に応じて各レベルに定められた方法で，日本看護協会または被災都道府県看護協会が"災害支援ナース"の派遣調整を行っている．
- 災害支援ナースは，看護職能団体の一員として被災地で適切な医療・看護を提供する役割を担う看護職で，都道府県看護協会に登録されている．
- 災害支援ナースの看護支援活動は自己完結型を基本とし，活動場所は被災医療機関・社会福祉施設，避難所（福祉避難所を含む）である．
- 日本看護協会が被災地に派遣する活動期間は発災後3日以降から1か月間を目安としており，派遣される災害支援ナースの派遣期間は移動時間を含めた3泊4日と規定されている．
- 災害支援ナースに登録するためには，登録要件や望ましい条件（表12）[1)]が

表11　災害時支援の対応区分

災害対応区分	災害支援ナースを派遣する看護協会	派遣調整
レベル1（単独支援対応） 被災県看護協会のみで看護支援活動が可能な場合	被災県看護協会が災害支援ナースを派遣する	被災県看護協会
レベル2（近隣支援対応） 被災県看護協会のみでは困難または不十分であり，近隣県看護協会からの支援が必要な場合	被災県看護協会および近隣県看護協会が災害支援ナースを派遣する	日本看護協会
レベル3（広域支援対応） 被災県看護協会および近隣県看護協会のみでは困難または不十分であり，活動の長期化が見込まれる場合	全国の都道府県看護協会が災害支援ナースを派遣する	

〔日本看護協会ウェブサイト（http://www.nurse.or.jp/nursing/practice/saigai）〕

定められており，登録後も都道府県看護協会が定める更新期間に沿って更新が必要とされている．
- 派遣時の身分保障については，レベル2および3の活動では，災害看護支援活動中（出発地と被災地との移動を含む）の事故などに対応するために，日本看護協会が天災危険担保特約付き国内旅行傷害保険に加入している．また，レベル2および3において，日本看護協会が派遣調整を行う災害支援ナースの活動にあたって必要な交通費・宿泊費および日当は支給される．

表12 災害支援ナースに登録するための要件と望ましい条件

登録するための要件

- 都道府県看護協会の会員であること
- 実務経験年数が5年以上であること
- 所属施設がある場合には，登録に関する所属長の承諾があること
- 災害支援ナース養成のための研修を受講していること

登録時の望ましい条件

- 定期的（1年に1回程度）に本会または都道府県看護協会で開催する災害看護研修もしくは合同防災訓練への参加が可能であること
- 災害看護支援活動も補償の対象に含まれる賠償責任保険制度に加入していること
- 帰還後に都道府県看護協会が主催する報告会・交流会などへの参加が可能であること

〔日本看護協会ウェブサイト（http://www.nurse.or.jp/nursing/practice/saigai）〕

Column 東日本大震災での災害支援ナースの活動

2011（平成23）年の東日本大震災では3月21日から災害支援ナースの派遣を開始した．40都道府県看護協会から毎日20〜30人が被災地に向かい，5月17日までに938人（延べ3,770人）が現地で活動を行った．

災害支援ナースは，被災地の避難所や医療機関などで24時間常駐して活動し，被災者への適切な医療・看護を提供するだけでなく，被災した看護職の心身の負担を軽減し支える役割を担った．さらに，感染症アセスメントと環境衛生，感染管理措置の対応・隔離者のケアをはじめ，医療機関・福祉避難所・避難所への集約化への支援（病人・要介護者・要援護者のアセスメントと名簿作成協力）なども行い，協会として衛生材料，血圧計，体温計，マスク，弾性ストッキング，生活用品などの支援物資も提供した．

東日本大震災をきっかけに，災害支援ナース数は4,803人から約7,000人に増加した．

7）自衛隊の災害看護

ⓐ 自衛隊看護師の災害看護活動状況

- 自衛隊における災害看護活動は，国内の災害派遣時における活動と国際緊急援助隊における活動がある．
- 国内の災害において，自衛隊看護師が最初に派遣されたのは1959（昭和34）年の伊勢湾台風であり，以降，大規模災害のたびに派遣され，2011（平成23）年の東日本大震災では，全国から自衛隊看護師が東北に派遣された．
- 国際緊急援助隊には，2005（平成17）年のスマトラ沖地震津波災害において，インドネシアに初めて派遣されて以降，大地震や津波災害に派遣されている．

ⓑ 自衛隊の災害看護活動の特性

- 自衛隊看護師は，国民の生命，身体および財産の保護を任務とする自衛隊災害派遣部隊の一員として活動する．
- そのため，看護の対象は，共に派遣された自衛隊員および部隊も対象であり，被災した地域住民およびコミュニティだけではない．
- 自己完結型組織として劣悪な環境で活動する自衛隊員に対して救護や保健指導を行うことで，隊員の身体的・精神的健康の維持増進を支援する自衛隊看護師の役割は，部隊が任務を達成するうえで重要である．
- 派遣される災害は，自然災害以外に人為災害（交通災害等）や特殊災害（NBC災害等）も想定され，活動する環境は多様で劣悪であることが多い．
- 自衛隊看護師は，災害の種類や規模，季節・気候，発災時の時間，被災地域へのアクセス，人口密度や人口構成といった"その時""その地域"の状況に関する情報を収集しつつ，ライフラインが途絶した状況，人員・資器材が不十分な状況でも最大限の効果をもたらすように看護活動を行う[2]．

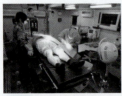

図33 移動式手術システム内での治療（東日本大震災）
〔陸上自衛隊第4師団HPより引用〕

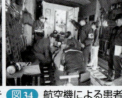

図34 航空機による患者輸送（東日本大震災）
〔航空自衛隊HPより引用〕

図35 巡回診療の様子（東日本大震災）
〔陸上自衛隊HPより引用〕

- 災害時に自衛隊が行う医療活動は，派遣先の要請によって，医療用テント，エアドーム，移動式手術システムを用いて被災地に医療施設を開設し治療・看護を行うこと（図33）[3]や，車両や航空機を用いた傷病者の搬送中に治療・看護を行うことが含まれる（図34）[4].
- 避難所における巡回診療や保健指導も行う（図35）[5]．そのため，自衛隊では，有事や災害時を想定した野外訓練・患者後送訓練を行っている．

文献

1) 日本看護協会ウェブサイト（http://www.nurse.or.jp/nursing/practice/saigai）
2) 安酸史子（監）：防衛看護学；第1章 災害看護．医学書院, 2013:20-49
3) 陸上自衛隊第4師団ウェブサイト
   （http://www.mod.go.jp/gsdf/wae/4d/active/higashinihon/higashinihon2.html）
4) 航空自衛隊ウェブサイト（http://www.mod.go.jp/asdf/about/role/touhokuoki/gazou）
5) 陸上自衛隊ウェブサイト（http://www.mod.go.jp/gsdf/fan/photo/dro）

（平　尚美）

❾ 災害時の看護活動

- 災害時の看護救援活動は，その災害が海外で生じたものであるのか，国内への救援活動であるのか，災害直後の急性期の対応であるのか，亜急性から慢性期にかけてのものなのかによってニーズやリソースが異なり，それに対応するゴールも異なる．
- 医療資源が整い，公衆衛生が整った日本国内においてすら，災害直後はスフィアプロジェクト[*2]の示す開発途上国での最低基準を満たせないような混乱状態が存在する．これらの混乱状態は，開発途上国のように長期化することはないが，"給水，衛生""食糧""シェルター""保健活動"など，状況に合わせて改善を図る必要がある．阪神・淡路大震災時も，震災当日は避難所によっては十分な食事が提供できないところも存在したが，震災後3日目になると，被災者の最大のニーズは入浴であった．

＊2：人道援助の主要分野全般に関する最低基準．

- しかし，災害看護は，初期の救急医療活動だけではなく，避難所の環境，衛生，トイレ，給水，食事（栄養），感染症対策，メンタルヘルスなどについて，与えられた状況（環境）のなかで，到達可能な最高基準を目指して行われなくてはならない．
- 災害看護はナイチンゲール（Nightingale）が目指した「（被災者の）生命の消耗を最小限にする」ために，幅広く専門性を活かした活動を包括する．
- また，災害サイクルのフェーズは，概ね超急性期（0〜3日），急性期（1週

A 災害対処の考え方

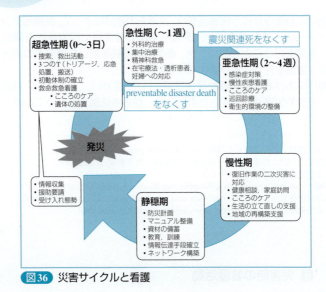

図36 災害サイクルと看護

間),亜急性期(2〜4週間),慢性期,静穏期と分かれ(図36)[1],それぞれにおいて必要とされる看護活動があるが,本項では特に急性期から亜急性期における看護活動について述べる.

1) 災害時要援護者への対応

- 災害は無作為に(平等の確率で)人に死をもたらすのではない.災害に起因する健康被害は,いわゆる災害時要援護者とよばれる高齢者,子ども,女性,心身に疾患をもつ者や障害者,外国人などに,より大きな影響を与える.

a 震災関連死と高齢者のフレイル対策

- 阪神・淡路大震災,東日本大震災の双方において,死者に占める高齢者の割合は発災当時の人口構成に占める高齢者の割合に比べ有意に高い(図37)[2].
- 東日本大震災では,2013(平成25)年3月11日時点で,岩手県・宮城県・福島県の3県で収容された死亡者は1万5,812名であり,検視などを終えて年齢が判別している1万5,681人のうち60歳以上は1万360人と66.1%を占めている.
- 東日本大震災の1年前(2010〈平成22〉年)のわが国の高齢化率(人口に占める65歳以上の高齢者)は23.1%(2,958万人)であり,国勢調査人口等基本集

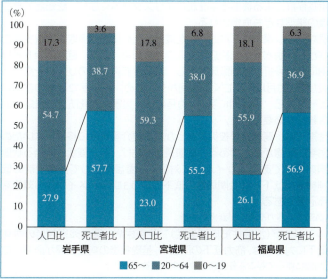

図37 岩手県・宮城県・福島県の高齢化率と震災直接死における高齢者の占める割合

〔三谷智子,他:阪神・淡路大震災,東日本大震災の直接死・震災関連死からみる高齢者の脆弱性.日保健医療行動会誌 2014;29:23-30〕

計より計算した被災3県の高齢化率は,岩手県27.1%,宮城県22.2%,福島県24.9%,3県では24.3%であったことから,東日本大震災では人口比に比べ高齢者の死亡者の割合は2倍以上高かったことがわかる.

- また,1995(平成7)年の阪神・淡路大震災でも,前年(1994〈平成6〉年)の兵庫県の高齢化率が12.9%であったことに対し,震災による65歳以上の死亡は43.7%であり,人口構成比に対して4倍近い割合で高齢者が亡くなったことになる.
- このなかで,東日本大震災の震災関連死は,2013(平成25)年3月31日までに2,688人にのぼり,このうち65歳以上が2,396人と全体の89.1%を占めている[3].
- 災害後の生活環境の変化,厳しい避難所生活によるストレス,災害前からの疾病の治療中断などから,循環器疾患や呼吸器疾患を惹起し,既往症の増悪を起こしたために死亡する例が多い.
- 避難所での生活によって,それまで自立した生活を送れていた高齢者は,

A　災害対処の考え方

廃用症候群による機能不全を起こすリスクが高くなり，認知症の発症や見当識の錯誤なども危惧される．

- 劣悪なトイレ環境は，排泄回数を減らすために水分摂取を制限することにつながり，脱水症や血栓症のリスクを高める．また，避難所やトイレでの転倒による骨折は長期臥床を促し，誤嚥性肺炎などのリスクを高める．
- 発災から1カ月以内に亡くなる例が多いため，発災後72時間の救命救急のフェーズから，慢性期に至る1カ月には，災害関連死防止の対応への速やかな移行が必要である．
- 慢性期では，高齢者が被災をきっかけに要介護状態に移行しないための予防医学的配慮が必要である．健康長寿を妨げ，要介護状態に陥る状態を示す病態概念であるフレイル[*3]に対して，看護職として身体機能の低下，精神機能の低下，社会関係性の低下という3つのドメインから対策を考慮する必要がある．

[*3]：高齢での筋力や活力が衰えた段階．

- サルコペニア（加齢性筋肉減少症）[*4]や糖尿病，関節障害などの身体機能の低下に対しては，筋力低下の防止や，基礎疾患の病態管理が必要である．

[*4]：加齢に伴って起こる骨格筋量の減少と筋機能の低下．

- 避難生活によるストレスや環境の変化は，軽度認知障害や軽度うつ病を惹起するため，高齢者の会話や行動の変化に注意した観察が必要である．
- 住み慣れた地域を離れての仮設住宅の独居は，社会参加の機会を減少させる．プライマリ・ケアの現場では，高齢者の訴える症状に対応するだけではなく，生活面までも評価して，適切な生活指導を行っていくことが重要である．

❻その他の災害時要援護者

- 子どもも大人と同様に，災害によって身体にも心にも傷を負う．しかし，その表れかたは大人とは異なることに留意する．赤ちゃん返りや夜泣き，夜尿，精神的不安定，親への愛着，感情不安，過剰反応などがある．
- 女性は，着替え，洗顔，化粧などの普段当たり前のようにしていることが，避難所という環境下ではできなくなる．プライバシーの保護や性被害に対する配慮が必要となる．女性はストレス症状を訴えやすく，ストレス症状を表しやすい．
- 妊婦には産科的注意が必要であり，授乳期の女性には安心して授乳できる環境（部屋）の確保が重要である．小さな子どもをもつ母親には"子と自分（母親）"の関係性だけでなく"周囲の避難者と自分（母親）"という関係性があり，それぞれの関係性のなかにストレスを抱え込むため，言葉がけや周囲への気配りなどのサポートが必要である．必要な情報を与える，着替

え室や授乳室を設ける，また年代を超えた女性同士の自助グループ（婦人会のようなもの）が有効である．
- 慢性疾患のある人は治療の中断や避難生活によって病状が悪化することがある．合併症を併発する危険性が高い場合は，治療可能な医療施設への紹介や移送するなどの必要がある．より緊急を要するのは，腎透析治療中の人であり，発災後早急に対応しなくてはならない．
- 在宅で呼吸管理を行っていた人や要介護の人，避難所での生活が困難な人には，被災地内外に適切な病院や福祉避難所などの施設を確保し移送する．
- 精神疾患患者に関しては，服薬の中断によって病態が悪化する場合がある．被災するまでは安定していた人も，災害のショックで不安が増し，病状が悪化する場合がある．

ⓒ心理社会的援助を必要とする人々
- 最も強いストレスを経験している集団は，①死亡者の近親者で最も親しい人，②負傷者とその近親者，③負傷していない生存者である．特に親しい人を亡くした人は，その後の"喪の作業"が適切に行われるように支援する必要がある．
- 自分が近くにいないときに大切な人を亡くした遺族には，そのときの状況について十分な情報をもっている人から"死亡の通知"がされなくてはならない．遺族には，"家族がどのような場所でどのようにして亡くなったか"について，そのときの状況をよく知っている生存者や救援者，治療にあたった医師や看護師から情報を提供する．
- 警察から身元の確認を依頼されたとき，遺族には適切な同席者が必要である．家族が亡くなった場所を訪れるときは集団で行くことや，追悼の行事への参加を勧める．マスコミやメディアの好奇の目から遺族を守る配慮も必要である．
- 忘れがちなことに，負傷者とその家族への配慮がある．数十人の患者を収容できる病院はあるが，その家族を含めた人数を収容する余裕がないのが現実である．特に災害時には，医療者は他の傷病者の治療に忙しく，入院した患者のニーズに十分に応えられないことが多い．
- 精神医学的にみて最も多い過ちは，負傷者を1人にしておくことである．負傷者にとって，特に余震が多く発生するような場合では，暗闇に放置されることの影響は大きいだろう．

2）救援者のサポート
ⓐ家族の連絡と安否確認
- 救援者へのサポートは，救援者が安心して救援活動にあたるために必要不

可欠といえる.

- 特に消防士,警察官,自衛官,医師・看護師などの医療スタッフ,自治体の職員など,災害が発生したときに災害対応のためにすぐさま活動を行う救援者は,自らの家族の安否確認や,自分の災害救援活動参加を家族に連絡できない場合がある.そのようなときに,救援者と家族の連絡のための人員を設けておくと,安心して業務につくことができる.救援者の家族との連絡と安否確認のために特別な準備が必要である.

ⓑ救援者のストレスチェック

- 表13に示すようなチェックリスト[4]で,救援者の心理的影響を考えることができる.
- 救援者のストレス反応を予防,軽減するために同僚や家族によるソーシャルサポートは最も重要である.
- 家族,同僚,上司との良好な人間関係は,職業ストレス,バーンアウト,PTSD様ストレス反応に効果があることがわかっている[5].
- 災害救援活動中は,被災者の目の触れない場所で休息をとるようにする.救援者は"(被災者の人たちが大変な状況なのに)申し訳ない"という気持ちを抱きがちである.
- 熱心に活動する人ほど,自分の疲れを否定しがちである.被災者の心に寄り添うことは大切であるが,同化してはならない.救援者自身も,現場の作業や災害現場で悲惨な光景を目にし,自らの無力さを感じ,心も身体も疲れている.十分な休息をとれるような配慮が必要である.
- 災害救援者の生活環境を整えることは,災害救援者のストレスの軽減につながり,よりよい活動を行うためにも考慮しなくてはならない[6].

3) 東日本大震災時の看護師の活動

- 東日本大震災では様々な機関から,様々なかたちで看護師が被災地での看護活動を行った[7].
- 看護師の災害との関わりでは,DMATのメンバーとしての派遣,様々な医療機関やNGO団体からの医療チームのメンバーとしての派遣のほかに,看護師独自の活動として,日本看護協会からの"災害支援ナース"としての関わりがある(p.52参照).
- 今後予測される東京直下地震や南海・東南海地震に対して,看護師の医療チームとしての活動や看護師独自の活動など,様々な活動の可能性が考えられる.

表13 支援者ストレスのチェックリスト

1. 身体

- □ 快眠,快食,快便のどれかが欠けている
- □ 体がだるい
- □ 頭痛,あるいは頭が重い
- □ すぐに風邪を引き,なかなか治らない
- □ 動悸がする

2. 感情と行動

- □ 物事に集中するのが難しい
- □ 家族の安否が気になる
- □ これまで楽しんでいたことが楽しめない
- □ 人と話すのが億劫になった
- □ 自分の判断を信頼できない
- □ 周囲の人や状況が自分の支配下にないと落ち着かない
- □ 世の中が安全だと感じられない
- □ 理由もなく,涙が出る
- □ 他人を信じることが難しくなった

3. 仕事と職場

- □ 上司,同僚が自分の仕事に理解を示さない
- □ 休みが取れない
- □ 今の仕事は,これまでに体験したことがない内容である
- □ いざというときに頼れる仲間がいない
- □ 自分の仕事には意味がないと思う
- □ 支援相手の境遇が自分や自分にとって大切な人の境遇と似ている
- □ 仕事に関する重要な意思決定に参加できない
- □ 必要な設備や人材が整っていない
- □ 支援相手と同じようなトラウマ体験を抱えている
- □ 今の仕事は,自分の能力を超えた仕事量,または内容である

4. 対人関係

- □ 家族や友人から「イライラしている」と指摘される
- □ 家族,友人,同僚との口論が増えた
- □ 家族や友人と過ごす時間が減った
- □ 家族が自分の仕事に不満を持っている

5. 既存ストレス

- □ この1年間に生活上の大きな変化(転職,結婚,出産,離婚,別居,大病,死別など)を体験した

該当する項目が多いほどストレスが高いと思われる.支援活動の種類によっては,「災害救援者のチェックリスト」および「IES-R(改訂出来事インパクト尺度)」と合わせて,定期的に自身のストレスチェックを行い,適切な対処をすること.
〔大澤智子(金 吉晴 編):心的トラウマの理解とケア.第2版,じほう,2006:337〕

A 災害対処の考え方

文献

1) 三谷智子, 他:看護師過程での教育. 石井　昇, 他(編):災害・健康危機管理ハンドブック. 診断と治療社, 2007:290-295
2) 三谷智子, 他:阪神・淡路大震災, 東日本大震災の直接死・震災関連死からみる高齢者の脆弱性. 日保健医療行動会誌 2014;29:23-30
3) 平成25年版 高齢社会白書(7)東日本大震災における高齢者の被害状況(http://www8.cao.go.jp/kourei/whitepaper/w-2013/zenbun/s1_2_6_07.html)
4) 大澤智子(金　吉晴 編):心的トラウマの理解とケア. 第2版, じほう, 2006:337
5) Mitani S, et al.:Impact of post-traumatic stress disorder and job-related stress on burnout:a study of fire service workers. J Emerg Med 2006;31:7-11
6) 濱田雄一郎, 他:大規模災害時における行政職員の派遣に伴うストレス軽減について. 日集団災医会誌 2014;19:142-149
7) Mitani S, et al.:Medical relief for the 2011 Japan earthquake:a nursing account. Nurs Health Sci 2014;16:26-30
8) 東日本大震災における日本看護協会の活動. 日本看護協会, 平成23年6月6日(http://www.nurse.or.jp/home/saigai/pdf/shienkatudo.pdf)

(三谷智子)

B 災害対処の基本

1 活動要領

a. 指揮命令系統の樹立

- 指揮命令系統の樹立は，CSCATTTの最初のC (Command and Control) に該当する．
- Commandは組織，部門の縦の指揮命令系統を指す．災害現場では消防，警察，海上保安庁など，様々な機関が連携して活動するが，これらの組織は，階級制度を基本として，指揮命令系が明確化されている．医療チームはこれまで指揮命令系が明確でなかったが，DMATは縦のCommandをもっている．
- Controlは組織間，あるいは部門間の連携・調整を意味する．災害現場においては様々な組織が一緒に活動することになるが，この横のControl (連携・調整) をもつことで，互いに情報を共有し，個々の役割分担を明確化することで，現場の有機的活動が実現できる．
- 図1は局地災害のCommand and Controlの例である．現場到着時にこの組

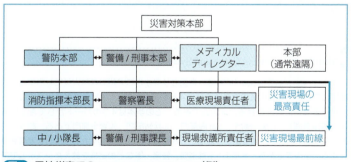

図1 局地災害での **Command and Control** (例)
☐消防, ■警察, ☐医療

織関係がなければ，この組織づくりから始める．また，後着したものは，自分がこの組織図のどこに位置するか確認し，役割を認識したうえでチームの一員として活動する．

Column 医療チームの場合

医療チームは，現場に到着した場合は，まず消防の現場指揮所に向かう．災害現場では，消防，警察の人員が大勢活動しており，現場指揮所の場所がわかりづらい場合もある．そのような場合は，現場指揮所の旗を探す(図)．現場指揮所に到達したら，自分たちのチーム名(所属)，隊員構成，可能な活動内容を指揮本部長へ告げる．指揮本部長からは，災害の概要(何人の傷病者がいて，何人が救出救助されたか，安全性はどうか)を聞く．そして，指揮本部長から活動内容の下命を受けることになる．医療チームは現場では消防の統制下に入る．統制下に入ることは，安全管理面から必要である．ただ，医療に関することは，積極的に指揮本部へアドバイスすることが重要である．

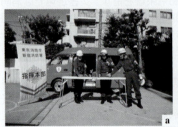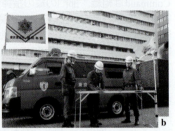

図 現地指揮本部
現場指揮所の旗は現在 a から b に順次移行中である．

Column Incident Command System

Incident Command System (ICS) は，米国カリフォルニア州の森林火災に対応するため最初にできた．森林火災の大きさや延焼するのに合わせて，ICSの枝葉を増やすことにより，組織的に対応できるシステムである．その基本は4つのパートからできている(p.14 図6参照)．①運営部門，②計画部門，③兵站部門，④資金部門である．昨今，このICSを日本へも導入する動きがある．しかし，各々の組織のなかにICS的な要素を導入するのが限界である．本来のICSは消防，警察，軍などの組織を越えたシステムであるが，わが国においては組織の壁を越えることができていない．

- 組織間をまたいで連携・調整が必要な場合は,自組織の上部に話を上げ,組織の上部間で調整する.
- 各場面(レベル)における微調整は,横の連携・調整によって行う.

(小井土雄一)

b. 安全確保・装備

1) 安全確保

- "安全管理"は災害医療活動に従事するうえで最も基本的かつ重要な項目であることを理解していなければならない.
- そもそも安全管理は自己管理の範疇である.
- 災害現場では消防,警察,自衛隊,医療職,自治体職員などといった多職種が連携して活動するため,現場での災害対処活動を<u>通常業務として行っていない</u>職種(特に医療職や自治体職員)は"安全確保"に注意する必要がある.
- "安全確保"はMIMMS(Major Incident Medical Management System)において,CSCATTTのなかでも2番目のS(Safety)で表されている.その位置付けは,①自身(救助者)の安全(Self),②活動現場の安全(Scene),③被災者の安全(Survivor)の3段階に区分されている.
- 活動を共にする職種間の"安全認識"を共有することは,多組織の連携活動を行ううえでとても重要であり,自身の安全を確保できなければ活動に参加する資格がないことは十分に認識しておかなければならない.一部の準備不足が災害活動全体の妨げとなり,活動の効率・質の低下を引き起こす可能性があることを肝に銘じて準備を怠らない.

ⓐ自身の安全(Self)

- 災害医療活動を効率的に行うため,通常の医療活動とは異なり,自身も"被災者"になる可能性のある場所で医療を提供しなければならない状況は,消防,警察,自衛隊といった災害対応活動に精通した組織では"日常"的であるが,医療者には"非日常"であることはお互いに認識しておくべきである.
- 医療者は特に安全確保のための"自己装備"に十分配慮すべきである.基本的には「日本DMAT標準装備」に準拠する必要性があり,その要点は,①個人の安全性,②機能性と耐久性,③快適性を考慮したものが必須である.
- どんな危険(ハザード)に対しても防護するための装備として表1のような対応を検討する必要がある.

表1 予測できる危険(ハザード)と防御被服装備の種類

ハザード	防御策
(緊急)車両(との事故)	視認性に優れたジャケットやベストの着用
天候(風雨雪,温度)	防水,保温を考慮した全身防護衣服
頭部外傷	ヘルメット(装着固定性の高い)
眼外傷	保護眼鏡,ゴーグル,バイザー
顔面外傷	覆面,顔面シールドバイザー
騒音,爆音	耳栓(イヤーピース)
手の外傷	頑丈な手袋(革,特殊繊維製)
血液,体液による曝露	医療用手袋
足部外傷	油や酸,ガラス,廃材などに対応できる丈夫な安全靴

ⓑ 活動現場の安全(Scene)

- 災害現場における安全管理者(指揮者)の指示に従うことが原則である.基本的に医療者ではなく消防,警察,自衛隊などの現場指揮者を指す.
- 災害現場で医療者と連携する現場指揮組織の担当者は,医療活動を介入させる前に入念に,自己防衛・二次災害抑止の観点からも十分に医療者と活動内容の協議,検討したうえで協働活動を実践すべきである.
- 現場活動における医療技術の習得は"安全管理"とは別次元の問題である.医療を提供する専門職として災害時の携行医療資器材は活動内容によって事前に準備しておくべきである(p.138参照).

ⓒ 被災者の安全(Survivor)

- ここまできて初めて"被災者を安全に管理すること"に重点が移る.
- まずは,その場から自力移動が可能な被災者(トリアージカラー・緑)を安全に現場から移動させる.
- 自力で移動できない被災者を"傷病者集積場所"に移動させ,場合によって,ここでトリアージを実施して救護所内に搬送する.

2) 装 備

- ハザードに対する個人装備に加えて,名札,認識票(所属組織・職種などがわかるもの)を忘れないようにする.
- 組織として準備すべき装備については,各組織ともに標準的なものがあり,医療班については標準的な医療装備が公開されている(図2,p.138参照).

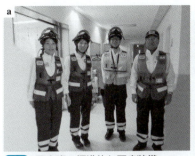
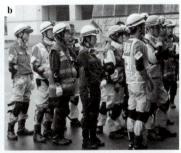

図2 医療班の標準的な医療装備
a：東京DMAT標準装備, b：日本DMAT装備（Confined Space Medicine 訓練）

参考文献
・Advanced Life Support Group：MIMMS 大事故災害への医療対応. 第3版, 永井書店, 2013
・日本DMAT隊員養成研修マニュアル Ver. 5.0, 2013

（林　宗博）

c. 通信・情報伝達

1) 災害時の通信・情報伝達の概要

- 災害時における情報収集の方法は，公共の電波やインターネットが有効であり，近年では災害情報が迅速かつ正確に市民レベルまで達するようになった．
- 一方，情報伝達の手段としては，FAX，携帯電話，MCA無線，パケットトランシーバー，Skype，災害用伝言ダイヤル，衛星電話，SNS，EMIS（Emergency Medical Information System，広域災害救急医療情報システム）などが有効な手段として推奨されるが，あくまでこれらは"公共の通信"であるため，広域災害時には規制の対象またはインフラの破綻によって使用できない可能性もある．
- したがって，災害の規模や活動の内容にもよるが，業務用無線，アマチュア無線，簡易業務用無線，特定小電力無線など，独立した通信手段や伝令，掲示板などの原始的な方法を用意し，これら複数の手段を使い分けるという概念が必要である．
- それぞれの通信方法による特性を表2に示す．

B 災害対処の基本

表2 通信・情報伝達の方法と特性

種類	マルチ性	番号認知	免許・許可	経済性	可搬性	操作性	耐久性	広域性	情報量	電源確保	確実性	へき地使用
防災行政無線独立型	1:多	要	要	×	×	△	○	○	△	△	○	○
MCA無線（防災行政無線）	1:1/1:多	一部要	要	△	○	△	○	◎	△	○	○	△
業務用無線	1:多	不要	要	×	○	◎	◎	○	△	○	○	○
簡易業務用無線	1:多	不要	一部要	○	◎	◎	○	○	△	○	○	○
パケットトランシーバー	1:1/1:多	一部要	不要	△	○	△	○	◎	○	○	○	△
特定小電力無線	1:1/1:多	不要	不要	◎	◎	◎	○	×	△	○	○	◎
アマチュア無線	1:多	要コールサイン	要	○	○	○	○	○	○	△	○	◎
EMIS	多:多	要ID	特定施設	×	△	△	○	○	○	△	○	△
SNS	多:多/1:多	要ID	不要	○	○	○	○	◎	◎	○	○	△
衛星携帯電話	1:1	要	不要	△	○	△	○	◎	○	○	○	◎
携帯電話	1:1	要	不要	○	◎	◎	△	○	○	△	○	△
PHS	1:1	要	不要	○	◎	◎	△	△	○	△	○	×
加入電話	1:1	要	不要	○	×	◎	×	○	△	-	○	○
ワンセグ・ラジオ	1:多	不要	不要	◎	◎	◎	○	◎	◎	○	○	△
院内放送設備	1:多	不要	不要	△	×	△	△	△	△	△	△	-
メガホン	1:多	不要	不要	◎	◎	◎	◎	×	△	◎	◎	◎
掲示板・ホワイトボード	1:多	不要	不要	○	△	◎	◎	×	×	-	○	◎
手旗・モールス信号	1:1/1:多	不要	不要	◎	○	×	◎	△	×	-	△	◎
笛・太鼓・狼煙	1:多	不要	不要	◎	◎	◎	◎	○	×	-	△	◎
伝令	1:1	不要	不要	◎	◎	○	◎	×	○	-	○	◎

2）災害時のコミュニケーション

- CSCATTT（p.21 表4参照）でも"コミュニケーション（communication）"は災害医療活動の重要な位置付けであり"情報を制する者は災害を制す"とまでいわれる．災害医療において，被災地の活動を迅速かつ円滑に実施するためには関係機関の情報共有が必須であり，被災地あるいは被災外に設置された指揮者がそれらを取りまとめて活動方針を決定するというプロセスは一般的である．
- 局地災害の現場においても被災区域全体が見渡せることは少ないため，通信手段を確保しなければならない．不足する医薬品，資材，人員の確保，傷病者の搬送先，ヘリや救急車の運行状況，安全管理など，様々なコミュニケーションが必要不可欠である．
- 広域災害時においては，発災直後に様々な情報が錯綜し，電話が一時的に限定された地域に集中し通信が輻輳するため，各通信事業者は一時的に発信制限を実施することがある．

3）現場活動における通信

- 迅速かつ的確に災害医療活動を実施するためには，通信基盤の確保が重要である．電話回線不通時の指示連絡用手段である衛星携帯電話と簡易業務用無線の使用方法などを紹介する．

ⓐ衛星携帯電話

- 国内で使用できるおもな機種と日本国内通信事業者を表3に示す．
- これらの端末は，ワイドスターIIを除いては海外でも使用できるほか，車載キットやデータ通信（インターネット接続）など，用途と予算に応じて機種選定，料金プランの設定ができる．
- 購入後は，定期的にバッテリーの確認と操作訓練を実施しておくことで，災害時も円滑に活用できる．

ⓑ簡易型デジタル／アナログ業務用無線（VHF・UHF）

- いわゆる"トランシーバー"といわれる無線機も様々なタイプが存在する（表4，図3）．
- "特定小電力無線機"は従事者免許が不要で端末も安価であるが，空中線電力が0.01 Wであり，通信範囲は100 m程度である．
- 災害医療活動では，送受信出力が5 W（通信距離は5 km程度），制御局などを介さず直接通信を行うことができる"簡易型デジタル／アナログ業務用無線機"が推奨される．
- アマチュア無線機については，無線従事者免許および無線局免許状が必要であるため，資格がないと運用できないほか，通信の目的はあくまで"ア

B 災害対処の基本

表3 国内で使用できる衛星携帯電話

機種					
	インマルサット BGAN（Explorer710）	ワイドスターII	イリジウム Extreme	①スラーヤ 201TH ②スラーヤ 202TH	アイサットホン Pro
通信事業者	KDDI	NTT docomo	KDDI	SoftBank	NTT docomo 日本デジコム
参考価格	オープン価格	369,000円	249,000円	①64,800円 ②81,600円	89,800円
通信料	17,500円/月〜	4,900円/月〜	5,000円/月〜	①4,800円/月〜 ②4,900円/月〜	4,900円/月〜
おもな仕様	海外対応可 データ通信可 音声・データ同時可	国内専用 データ通信可	海外対応可 音声のみ	①海外対応可 音声, SMS ②iPhone5接続用 海外対応可 データ通信可	海外対応可 音声, SMS

アンテナ方向はBGAN, ワイドスターが南, イリジウム, スラーヤ, アイサットホンが上方.

表4 無線機のタイプ

タイプ	VHF無線機（免許局）	UHF無線機（免許局）	UHF無線機（登録局）	特定小電力無線機
価格	60,000円〜80,000円程度	60,000円〜80,000円程度	60,000円〜80,000円程度	10,000円〜20,000円程度
	150 MHz帯	400 MHz帯	350 MHz帯	420 MHz帯
	5／1 W	5／1 W	5／1 W	0.01 W
	デジタル 19チャンネル アナログ 9チャンネル	デジタル 65チャンネル アナログ 35チャンネル	デジタル 30チャンネル 上空用 5チャンネル	20チャンネル

いずれも通信の互換性がない.

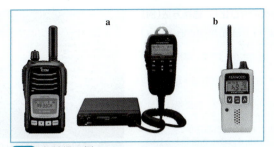

図3 無線機の例
a：デジタル簡易業務無線機，b：特定小電力無線機

表5 無線機の特色

- 片通話方式である．
- 制御局などを介さないため，ライフラインの途絶にも対応可能である．
- 通信距離に限界があるため，あくまでも連絡用と考えたほうがよい．
- 秘匿性は低い（氏名・電話番号などの送信，プライバシーに注意）．
- 音声通話であり，情報量はさほど多くない．
- 建物内でも使用できる．
- 複数での運用には統制が必要となる．
- 他の事業者が運用していることもある．
- 充電器，カーバッテリーコードなどを忘れない．
- 騒音対策として，イヤホン・スピーカーマイクなどを使用する．

表6 無線機の使用方法

① 電源を入れる．
② 電池・バッテリー残量を確認する．
③ 相互のチャンネル（周波数）を確認する．
④ 音声が電波に乗っているか（変調）を確認する．
⑤ お互いの呼び出し符号（コールサイン）を決めておく．

マチュア業務"である．

- 近年では，従来の"免許局"に加えて，比較的手続きが簡単な"登録局"が登場し，個人でも購入が可能となった．それぞれ携帯型と車載・基地局型があり，外部アンテナの使用もできる．
- 無線機の運用には，一定のルールと相互の認識が必要であり，訓練などで運用に慣れておくことが必要である（表5，表6，表7，図4）．

4）災害時に伝えるべき情報（METHANE）

- 災害発生現場からの初期情報として，MIMMS（英国Advanced life support group）コースでは，表8のアクロニムとしてまとめられている．
- 情報伝達には"5W1H""復唱・確認"が重要である．また，具体化された

表7 無線機の呼び出し,通話方法(例)

① 「とうきょう1」(自局)から「おおさか2」(相手局). どうぞ.
② こちらは「おおさか2」です. 感度良好です. どうぞ.
③ そちらの現在地ならびに到着予定時刻を送れ. どうぞ.
④ こちらの現在地は新町3丁目交差点. 5分後に到着の予定です. どうぞ.
⑤ 「とうきょう1」から「おおさか2」. 現在地は新町3丁目, 5分後に到着でよろしいか. どうぞ.
⑥ 「おおさか2」から「とうきょう1」. そのとおりです. どうぞ.
⑦ 「とうきょう1」了解. 以上. (呼び出した側が「以上」で終話する)

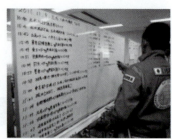

図4 情報の時系列記録(日本DMAT隊員養成研修)

表8 METHANE report

M	Major incident	大事故・災害の発生("待機"または"宣言")
E	Exact location	正確な発災場所, 地図の座標
T	Type of incident	事故・災害の種類(自然災害・化学災害・交通事故など)
H	Hazard	危険性, 現状と拡大の可能性
A	Access	到達経路, 進入経路
N	Number of casualties	負傷者数, 重症度と外傷の種類
E	Emergency services	緊急サービス機関の現状と今後必要となるサービス(現在対応中の部隊と今後必要となる部隊)

数値, 事実などの"材料情報(information)"を優先して伝達すべきであり, 予測や期待などの"評価・判断・提案情報(intelligence)"は相手に誤解されないよう注意すべきである.
- これらの情報を時系列的に記録(chronology)しておき, これらを早期に電子化しておくことで, 情報の共有化が容易となる.

参考文献
- 英国Advanced Life Support Group(著), MIMMS日本委員会(訳):MIMMS大事故災害への医療対応—現場活動における実践的アプローチ. 永井書店, 2013
- 辺見 弘:災害時の医療体制の整備促進に関する研究;平成17〜18年度厚生労働科学研究費補助金(医療安全・医療技術評価総合研究事業). 2007

(高桑大介)

d．状況・規模の評価

1）災害における状況・規模の評価

- 災害(医療)活動に従事するうえで，災害の発生状況を正確に知ることは極めて困難である．
- どうすれば発災(被災)状況を理解できるかについては，CSCATTTにおける"**CSCA**TTT"部分が相当し，あらゆる手段で"情報(C)"を収集し，その分析を基に"評価(A)"することで初めて状況を把握すると同時に災害規模を知ることができる(表9)．
- 最も大切なのは，災害の状況・規模は刻々と経時的に変化するものであり，評価は繰り返し実施され，正確に状況・規模を把握する必要がある．
- 災害発生時に最も早く現場に到着するのは，警察ないしは消防組織であることが一般的であり，医療者が現場に最先着することはないと思ってよい．

2）状況の評価

- 評価作業は災害現場へ到着する前，言い換えれば"出動時"から始まっていると考えるべきである．
- 進入経路で得られる情報(渋滞や家屋，街の状態など)を認知しながら移動する必要がある．これは自分たちだけではなく，その経路を通過する様々な団体への有益な情報になる．
- 最先着したら何をすべきかであるが，先着隊の役割は，おそらく災害状況を知る人はなく，自らが災害初動を始めなければならない．
- 状況の判断は一度評価しただけでは不十分であり，"何か起きたら対応する"ではなく"自ら評価する，そして共有する"という姿勢が重要である．
- 自分や自組織の評価が常に正しいとは限らず，常に多くの情報を多方面か

表9　ス・指・安・情・報・要・場所とり

以下の項目について役割を果たせるよう努力すべきである．
1．**ス**イッチを入れる：災害対応に切り替える
2．**指**揮：自分が，まず指揮を執ることを宣言して，後続への指示を出す
3．**安**全：安全確保
4．**情**報伝達：情報収集と情報通信手段の確保
5．**報**告：評価した内容を上位機関に報告する
6．**要**請：応援，追加派遣の要請
7．**場所**とり：災害現場における医療活動のレイアウト設定
　　　　　　(指揮所，救護所，車両待機などの配置を含める)

これは"CSCATTT"の先頭に"スイッチを入れる"を加えただけで，本質的には同じ事柄である．
〔MCLS標準コーステキストより〕

ら得る努力をし,より客観的な判断をすることができるように配慮しなければならない.
- 指揮権をいつでも委譲できるように,現場の経時的な変化はしっかりと把握できるよう努力すべきである.

3) 規模の評価

- 災害規模は,終息していく経過のなかで,初めて正確に評価されるものかもしれない.
- とはいえ,おおよその災害規模を想定できないと,災害(医療)活動の継続性を維持するための計画が立てられない.災害規模を評価することは容易ではないが,関係機関との連携を密にして情報共有に努める必要がある.
- 様々な現場(局面)から出てくる,"要求(資機材や援助など)"や"報告"は災害の規模を予測するうえで重要な手がかりとなる可能性がある.
- 災害の規模を評価するうえで参考になるのはテレビの映像である.災害現場や被災地の状況は,その地から離れた被災地外にいる人々のほうが映像を通して客観的に見ていることは経験される.
- 映像は客観性が高く,供給される映像,殊に災害現場を映し出す映像は脚色されることがないため,救助者(支援者)にとってはとても有用な情報源となることは認識しておくべきである.しかし,被災者にとってはフラッシュバックを起こしたり,外傷性後ストレス障害(post-traumatic stress disorder:PTSD)に相当する過酷な内容である可能性が高いため,視聴には十分配慮すべきである.
- 被災地内において,ラジオは情報を得る手段としては簡便であるが,被災地外から赴いている人々にとって内容を把握するのは難しいかもしれない.
- 状況ならびに(災害)規模の評価は,様々な局面,様々な視点から"災害"そのものを監視し,分析することによって得ることができる.

参考文献

- Advanced Life Support Group:MIMMS 大事故災害への医療対応.第3版,永井書店,2013
- MCLS 標準コーステキスト.日本集団災害医学会,2014

(林　宗博)

e．ゾーニング

1）ゾーニング（Zoning，区域設定）とは

- 災害（医療）活動を行ううえで最も重要なことは"安全に"かつ"最大限に"被災者を救い出し，"preventable disaster death"を回避することである．それゆえ，活動の安全確保や効率的な活動の保持のために，活動現場にいくつかの区域（Zone）設定をすることが必要である．
- 基本的に広域災害全体の中でのゾーニングはもちろん存在するが，大きすぎてイメージしにくいため，局地災害においては常に意識して区域設定をする必要がある．
- ゾーニングは災害の経時的変化（フェーズ，Phase）によって変化するが，最初に区域設定を行う際には，周囲環境・状況を評価するための"視察"が非常に有益となる可能性があるため，区域設定が容易に設定できないような災害現場の広がり（たとえば"一望できない"など）がある場合にはぜひとも"視察"を実施すべきである．
- まず災害医療の求心的な場所（区域）を設定し，安全を確保したうえで救助活動に専心する必要がある．→ **危険（活動）区域**（図5）
- さらに，救助された傷病者を集め（集積所），トリアージし，救護所にて治療して，傷病者の病態を安定化させて，医療機関へ搬出するまでを包含する区域が存在する．→ **警戒区域**（図5）

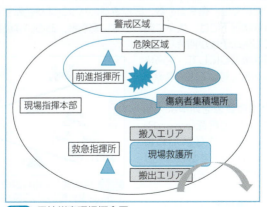

図5　局地災害現場概念図
〔MCLS標準コーステキストより改変〕

2）局所災害における設定

- 災害現場を中心に救助活動を行う"危険区域"を設定し，そこから傷病者を救出して傷病者集積場所へ搬出する．
- "危険区域"内では区域内の安全を前進指揮所で管理している．
- 傷病者集積場所から救護所の搬入エリアまで搬送されてトリアージが実施され，重症度・緊急度に応じて治療が開始される．
- 救護所では傷病者の病状安定化が施され，搬出エリアを経て医療機関へ救急車・ヘリなどによって搬送される．
- この"警戒区域"内を現場指揮本部が管理することで，区域内移送，治療，傷病者搬出について安全かつ効率的に遂行できるよう考慮しながら進めなければならない．

参考文献

- Advanced Life Support Group：MIMMS 大事故災害への医療対応．第3版，永井書店，2013
- MCLS 標準コーステキスト．日本集団災害医学会，2014

（林　宗博）

f．トリアージ

1）トリアージとは

- トリアージは，災害現場活動の柱である3つのT（Triage トリアージ，Treatment 応急処置，Transport 搬送）の最初の段階である．
- 災害時においては，傷病者の数と医療資源のバランスが逆転する（図6）．
- このような状況下では，生命に関わらない傷病者，あるいは最善の医療を提供しても生命予後が期待できない傷病者は後回しにして，生命に関わる傷病者に対して医療資源を投入する．
- 限られた医療資源を効率よく使い，防ぎえた災害死（preventable disaster death）を出さないためには，優先順位付け，すなわちトリアージは不可欠な方法である．

2）トリアージ実施者

- トリアージを実施する者を，トリ

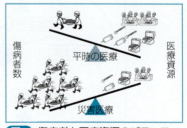

図6　傷病者と医療資源のバランス
平時には傷病者に対して潤沢な医療資源があるが，災害時には多数の傷病者に対して限られた医療資源となる．

アージ指揮者(triage officer)という.
- トリアージ指揮者は,職種あるいは役職によって行うものではなく,トリアージの概念,方法を心得ている者が行う.
- 災害現場では多くの場合,救急隊員が先着するので,まずは救急隊員によって行われる.医療班が到着すればその時点で交代してもよい.しかし,少ない医療班をトリアージに回すのは得策ではない.トリアージは救急隊に任せて,医療班にしかできない救護所における応急処置を行うべきである.
- 通常,トリアージはトリアージ指揮者1名とトリアージタッグ記載者の2名1組で行うのが効率がよい.
- 医療班がトリアージチームを組む場合は,トリアージ指揮者1名,看護師1名,事務1名でもよい.この場合の看護師の役割は傷病者に対する声掛けがおもな役割となる.

3) トリアージの方法

- トリアージは,傷病者を4つの群に区分する(表10).
- 実際のトリアージは,区分の原則に従い,トリアージ実施者の経験と技量によってなされてきた.しかし,最近は複数の組織,複数の医療チームが現場で活動することになり,トリアージの方法が標準化された.
- 標準トリアージは,1次トリアージと2次トリアージからなる.1次トリアージで短時間でふるい分けを行い,2次トリアージで詳細なトリアージ

表10 トリアージ区分

色	区分	優先順位	分類	傷病状況
赤	I	第1優先	緊急治療群	バイタルサインに異常があり,生命を救うために直ちに処置を必要とする者
黄	II	第2優先	非緊急治療群	基本的にバイタルサインが安定しており,多少治療の時間が遅れても生命に危険がない者
緑	III	第3優先	軽処置群 or 治療不要	平時であれば外来処置で済む者
黒	0	第4優先	救命不能群 or 死亡	すでに死亡している者,平時でも救命の可能性のない者

区分の原則は,①赤はバイタルサインに異常があり,早急な呼吸循環のサポートを行わないと生命予後に関わる傷病者,②黄は根治的治療が必要だが,バイタルサインが安定しており,2〜3時間治療開始が遅れても生命予後に関わらない傷病者,③緑は平時であれば外来診療で済むような傷病者,④黒は死亡あるいは生存の可能性のない傷病者である.

を行う方法である.
- トリアージを行う際は，気道確保と活動性出血の止血以外は治療行為は行わない.

ⓐ 1次トリアージ

- 1次トリアージは，多数傷病者を短時間にトリアージしなければならないときに行うトリアージの方法である.
- 実際にはSTART法を用いて，ふるい分けを行う（図7）．本法は生理学的な指標のみで4つの群に分類する.
- まず歩ける人を除いて，傷病者の数を減らす．そして次に，呼吸，循環，意識レベルの順に評価していき，問題があればそこで赤と判断し，後の評価は行わない．すべてをクリアすれば黄という簡単な方法である（表11）．
- 短時間（1人30秒以内が目安）に行うことができ，医学的知識があまりなくても実施可能である．最大の目的はいかに早く赤をみつけ出すかである.
- 災害現場においては，多数の傷病者が横たわっていることが多い．歩ける人は排除した後に，赤と思える人からトリアージを開始するのが望ましい．1次トリアージの目的は，限られた時間以内にいかに早く赤をみつけられるかである.
- 黒は，治療，搬送の優先順位を決めるトリアージ区分の1つであり，医師が死亡診断した場合を除き，死亡（遺体）ではないので搬送の対象となる.

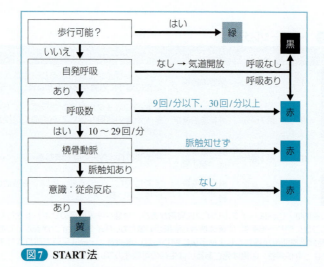

図7 START法

表11 START法の実際

- **ステップ1：歩ける人の排除**

赤を早くみつけるために，まずは歩ける人を排除する．実際には，多数傷病者に対して，「歩ける人はこちらに来てください」などの呼び掛けを行う．歩ける人は1か所に集合させ，緑のタッグを付ける．

- **ステップ2：呼吸の有無（気道の評価）**

横たわっている人に対して，呼吸の有無を確認する．呼気を感じない，胸郭運動を認めない場合は，気道閉塞，呼吸停止と考え，即座に用手的気道確保を行う．気道確保しても呼吸が出なければ黒に区分する．気道確保して呼吸が再開すれば，呼吸回数にかかわらず赤と区分する．用手的気道確保の方法は，外傷患者であっても，下顎挙上法や頭部後屈あご先（頤）挙上法を問わない．

- **ステップ3：呼吸回数**

呼吸のある傷病者に対しては呼吸回数を数える．1分間で9回以下，30回以上は呼吸に異常ありで，赤に区分する．10回以上，29回以下は呼吸に問題なしと判断し，次の循環の判断に移る．呼吸回数のカウントはできる限り早く行う（全体を30秒以内に終わらせる）ため工夫が必要である．10秒数えて6を掛けてもよいが，計算間違いをする可能性があるので，10秒数えて2～4回が正常，1回と5回以上が異常と捉えると間違いがない．また，明らかに2秒に1回以上（30回以上）であれば，数えるまでもなく赤と判断してよい．呼吸で赤と判断すれば，START法は赤をみつけることが目的なので，それ以上の評価，循環，意識レベルの評価は必要ない．

- **ステップ4：循環の評価**

循環の評価は，爪床毛細血管再充満時間（capillary refilling time：CRT）で評価されてきたが，CRTに関しては科学的根拠に乏しいという論文が相次ぎ，橈骨動脈の触知による判断に変更になった．橈骨動脈を触知できなければ循環に異常ありと判断し，赤に区分する．橈骨動脈を触知できれば，意識レベルの評価に移る．循環の評価は一般人であれば橈骨動脈の触知のみで判断してよいが，医療従事者の場合は橈骨動脈の触知だけでなく総合的に評価することが大切である．橈骨動脈を触れても，早く弱い場合（120回以上），皮膚の冷汗・湿潤があれば，循環の異状ありと判断する．また，CRTを加味して判断してもよい．循環で赤に区分した場合は，意識レベルの評価はする必要がない．

- **ステップ5：意識レベルの評価**

意識レベルは，簡単な命令に従えるかで判断する．たとえば，「手を握ってください．離してください」（前頭葉障害では，把握反射で握ることはできても放すことはできないので，必ず放すことも確認する），「目をつむってください．開けてください」などに従えるか確認する．できなかったら赤と区分する．できれば，呼吸，循環，意識レベルに問題がないこととなり黄と区分される．

ステップ1～5を30秒以内に行うようにする．トリアージタッグには記載担当者が，少なくとも個人情報として，氏名（カタカナ），年齢，性別を書き込み，タッグの区分の項目に○をつけて，区分の理由（たとえば，呼吸回数40で赤，従命反応なしで赤など）を書き込む，区分け部分をもぎる．タッグの記載も含めて30秒以内を基本とする．

搬送の優先順位は，原則として区分Ⅰ(赤)，区分Ⅱ(黄)，区分Ⅲ(緑)，区分0(黒)である．しかし，災害の規模や種類によっては搬送優先順位が変わる可能性もある．小・中規模災害であれば，区分Ⅰ(赤)の次に区分0(黒)を搬送する場合もある．

ⓑ 2次トリアージ：生理学的解剖学的評価（Physiological and Anatomical Triage：PAT法）

- 2次トリアージは別名"詳細トリアージ"ともよばれる．生理学的評価に加えて，解剖学的評価を行い，受傷機転，災害時要援護者を考慮に入れて行うトリアージの方法である．
- 医療提供側にある程度マンパワーが揃った段階で行う．通常は，現場救護

---

a：第一段階：生理学的評価

意識　　：JCS 2桁以上
呼吸　　：9/分以下，30/分以上
脈拍　　：120/分以上，50/分未満
血圧　　：sBP 90未満，200以上
SpO₂　　：90%未満
その他　：ショック症状
　　　　　低体温（35℃以下）
注）心肺停止であれば黒（救命困難群）に分類する

いずれかに該当すれば緊急治療群（赤）

b：第二段階：解剖学的評価

開放性頭蓋骨陥没骨折
外頸静脈の著しい怒張
頸部または胸部の皮下気腫
胸郭動揺（フレイルチェスト）
開放性気胸
腹部膨隆，腹壁緊張
骨盤骨折（骨盤の動揺，圧痛，下肢長差）
両側大腿骨骨折
四肢切断
四肢麻痺
穿通性外傷
デグロービング損傷
15%以上の熱傷，顔面気道熱傷の合併
など　JPTEC™の全身観察の項目に準拠

いずれかに該当すれば緊急治療群（赤）

c：第三段階：受傷機転による対応

評価など	傷病状態および病態
受傷機転	体幹部の挟圧 1肢以上の挟圧（4時間以上） 爆発 高所墜落 異常温度環境 有毒ガス発生 汚染（NBC）

特に第三段階の受傷機転で重症の可能性があれば一見軽症のようであっても準緊急治療群（Ⅱ）以上の分類を考慮する．

d：災害時要援護者

Children	幼小児
Handicapped person	障害をもった人
Elderly people	高齢者
Chronically ill	慢性基礎疾患のある傷病者
Tourist	旅行者（外国人）
Pregnant	妊婦

図8　2次トリアージ（PAT法）

所や病院入口でおもに医師によって行われる．
- 実際の手順は，4段階に分かれており，まず，第一段階は生理学的評価であり図8-aに示す所見があれば赤，生理学的評価に該当しなくても第二段階の解剖学的評価の図8-bに示す損傷があれば赤，第一段階・第二段階に該当しない場合は黄か緑に分類されるが，第三段階の受傷機転(図8-c)と第四段階の災害時要援護者(図8-d)に該当する者は，少なくとも黄以上に分類する(図8，表12).
- 2次トリアージは，1次トリアージと違い，途中で赤と判断されても必ず最後まで行い，その所見をトリアージタッグに書き込む．1名2分くらいで終わらせるのが目標である．

4) 現場におけるトリアージを行う場所

- 現場におけるトリアージを行う場所として，発災現場，傷病者集積場所，救護所前などがある．
- 発災現場は，多重衝突事故であればバス車内，あるいは列車脱線事故であれば列車車内などを指す．災害現場ではおもに救急隊員が救護所に搬送する優先順位をSTART法を用いてトリアージする．
- 傷病者集積場所は，発災現場と救護所の距離がある場合，あるいは発災現場が危険でありとりもなおさず傷病者を一気に移動させた場合に設置され

表12 PAT法の実際

第一段階	生理学的評価を行う．指標はSTART法とほぼ同じであるが，救護所レベル以上は，血圧計，酸素飽和度モニターなどがあるので，これらの機器を活用しての評価ということになる．ショックの判断は総合的に行うことが重要である．
第二段階	解剖学的評価を行う．身体の頭の先からつま先まで，前と後ろをくまなく解剖学的評価を行う．その手法はJPTEC™の全身評価にならう．基本は視診・聴診・触診・打診である．
第三段階	受傷機転を聴取する．該当する項目があれば黄以上に区分する．クラッシュ症候群の可能性があれば赤に区分する．一見元気そうにみえても高エネルギー外傷は黄以上に区分して要観察としたほうがよい．
第四段階	災害時要援護者に該当するか考慮する．災害の規模，種類によってどこまで優先するかという線引きが変わる．該当する者をすべて黄にする必要はないが，妊婦，超高齢者，幼児など，単独で行動させることが危険な者は黄に区分しておくのが望ましい．

第一段階・第二段階で該当する異常があれば緊急治療群(赤)．

る．傷病者集積場所では，現場でトリアージされていない場合は，START法を用いてトリアージする．
- 救護所の前では，トリアージポスト(トリアージエリア)を設置して，応急処置の優先順位を決めるため，もう一度トリアージを行う．多くの場合，医療班によって行われ，マンパワーが許す限り，2次トリアージ(PAT法)によってトリアージする．
- 傷病者の容態は時々刻々と変化するので，トリアージは繰り返し行うことが必要である．
- トリアージを繰り返すことによって過小・過大評価を防ぐことができる．
- 再トリアージは時間と人を要するが，結果として効率のよい医療をもたらす．

5）トリアージの目的

- 災害救出現場では，救護所への救出搬送の優先順位を決めるためにSTART法を用いてトリアージする．よって，赤と判断したら，担架班に指示して現場救護所に搬送させる．
- 現場救護所では，トリアージポストを立て，PAT法でトリアージする．このトリアージの目的は，応急処置を施すエリア，すなわちどの傷病者を重点的に応急処置するべきかを決める．赤の応急処置エリアに運ばれた傷病者が蘇生術を含む最も濃厚な応急処置を受けることになる．
- 搬送トリアージでは搬送順位，搬送先を決める．判断は，傷病者の状態はもとより，搬送手段，周辺医療施設の数，収容能力，搬送時間のすべてを勘案して決めなければならない．
- 搬送トリアージにおいては，同じ赤のなかに，再び優先順位を付けることになる．

Column　トリアージは単なる区分けにあらず

トリアージとは，単に区分けをしてタッグを付ける行為だけではない．何のためにトリアージしているのかを常に考えて，次の活動につなげる必要がある．黙々とトリアージするのではなく，救急隊，消防隊，レスキュー隊，医療救護班と十分に連携をとりながらトリアージを行い，次の活動につなげることが重要である．

6）トリアージタッグの複写部分の活用

- 標準トリアージタッグにおいては，複写部分が3枚ある．1枚目が救護所

用，2枚目が搬送機関用，3枚目が収容医療機関用ということになっている．
- トリアージタッグは，現場救護所を出る段階で完成しなければいけない．
- 完成させたトリアージタッグの1枚目を救護所に残すことになる．

Column　タッグの3枚複写の運用方法

標準トリアージタッグの3枚の複写に関しては様々な運用方法がある．ある県においては，1枚目を救急指揮所で回収して，傷病者リストを作成し，救護所を出るとき，すなわち搬送前に2枚目（搬送機関用）を回収し，搬出リストを作成している．この場合，搬送機関用の複写がなくなってしまうが，救急隊は搬送中に残った収容医療機関用を書き写すことによって，記録を残すことにしている．

7）小児のトリアージ

- 災害時には，小児傷病者は少なくとも20％いると仮定される．
- 小児にはもともと呼吸回数が大人より早い，あるいは呼吸停止の原因は循環の問題より気道閉塞の問題であるという特徴がある．
- 小児に成人と同じ基準でトリアージすることは問題がある．ここでは，成人のSTART法に代わるJump START法を紹介する（図9）[1]．
- 無呼吸の場合は人工呼吸を5回試みる．正常呼吸回数は15回以上45回以下とする．意識レベルの見方は，小児特別なもの（AVPU）を使用するなどの特徴がある．

文献

1) Romig LE:Pediatric triage. A system to JumpSTART your triage of young patients at MCIs. JEMS 2002;27:52-58, 60-63

参考文献

- 山本保博，他（監）：トリアージ［日常からトリアージを考える］．荘道社，2014
- 日本における災害拠点病院と災害時派遣医療チーム（DMAT）のあり方にかかわる研究．平成15年度総括研究報告書 厚生労働科学研究費補助金（医療技術評価総合研究事業：辺見弘），2005年3月
- 災害時における広域緊急医療のあり方に関する研究．平成15年度総括研究報告書 厚生労働科学研究費補助金（医療技術評価総合研究事業：大友康裕），2005年3月

（小井土雄一）

B 災害対処の基本

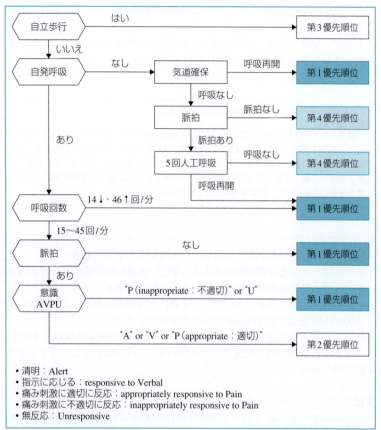

- 清明：Alert
- 指示に応じる：responsive to Verbal
- 痛み刺激に適切に反応：appropriately responsive to Pain
- 痛み刺激に不適切に反応：inappropriately responsive to Pain
- 無反応：Unresponsive

図9 小児のためのJump START法

〔Romig LE:Pediatric triage. A system to JumpSTART your triage of young patients at MCIs. JEMS 2002;27:52-58, 60-63 より改変〕

g. 治 療

- 災害が起きた場合，医療従事者は傷病者の診療を行うにあたって，災害時における医療の特殊性をよく理解しておかなければならない．

1）災害現場での医療

- 災害医療の特殊性を理解し頭を切り替えて診療に臨まなければならない．
- 平時の救急医療では，傷病者に対して潤沢な医療資源（マンパワーおよび医療資器材）があるので，個々の傷病者に対して，できうる限りの最大限の治療を施せばよい．しかし，災害時においては，多数の傷病者に対して医療資源が限られる（p.76参照）．
- 現有する医療資源で最大多数の傷病者を救命すること，防ぎえた災害死（preventable disaster death）を発生させないことが目的となる．よって，個々の傷病者には優先順位が付けられ，かつその治療も制限を受けることになる．
- すべての傷病者に最大限の医療を施す平時医療とは頭を切り替えて傷病者に臨むことが必要となる．

2）災害現場や病院での治療目標

- 治療を実践する場としては，災害現場，現場救護所，そして病院（災害拠点病院）が考えられる．大切なことは，それぞれ場によって治療の目標が違うことである（表13）．
- 災害現場では，1次トリアージが行われる．トリアージを行い応急救護所へ搬送する優先順を決める．災害現場では，気道確保や活動性出血の止血以外は，原則治療は行われない．
- 例外として，挟まれなどの救出困難例に対しては，CSM（confined space medicine）が行われる．
- 現場救護所では，2次トリアージが行われ，優先順位に従って応急処置が

表13 災害現場での医療目標

災害医療実践場所	目標	
災害現場	救出トリアージ（振り分けトリアージ） CSM（confined space medicine）	
現場救護所	3つのT	Triage　　トリアージ Treatment　生理学的安定化 　　　　　　搬送のためのパッケージング Transport　病院搬送
病院 （災害拠点病院）	3つのT	Triage　　トリアージ Treatment　生理学的安定化 　　　　　　詳細な解剖学的評価 　　　　　　根本的治療実施の可否 Transport　後方搬送（広域医療搬送）

B 災害対処の基本

なされる.
- 現場救護所の治療の目的は,いかに安全に病院へ搬送するかである.そのため,治療の目的は,生理学的異常をみつけ安定化させ,安全に搬送するための固定(パッケージング)を行うことである.
- 病院においては,さらなる生理学的安定化と詳細な解剖学的評価が行われる.
- 病院においての治療の目的は,根本的治療を要するような損傷があるかないか見極めることである.
- 根本的治療が必要な傷病者がいた場合は,その治療が自院で実施可能かどうか判断する.実施不可能な場合は,即座に後方搬送を検討する.

3) 現場救護所における治療の実践

- 現場救護所での治療の目標は,生理学的異常をみつけ安定化を試み,そして病院へできる限り安全に搬送することである.
- 解剖学的異常の発見に固執しない.所詮,救護所では根本的治療はできない.
- 生理学的異常をみつける方法として,JATEC™のprimary surveyに準じて行うことが望ましい.
- しかし,平時のJATEC™実践とは違うことを念頭に置く.すなわち,医療資器材,画像診断などが制限されることである.
- 救護所で行うべき治療を表14にまとめる.これらの処置が行われないなら,医療チームが現場に行く意味はなくなる.

ⓐ 現場救護所での生理学的評価と蘇生(primary survey)

- 第1印象として,呼吸・循環,意識レベルを15秒程度で瞬時に判断し,重症か否かを判断する.重症であることを宣言することでチーム内での情報

表14 災害時の安定化処置

異常	対応するおもな処置
A(気道)	気道確保,気管挿管,外科的気道確保
B(呼吸)	酸素投与,緊急脱気・胸腔ドレナージ,陽圧換気,気道吸引
C(循環)	止血(圧迫,エスマルヒ緊縛),骨盤簡易固定(シーツラッピング),静脈路確保,輸液,薬剤投与,気管挿管
D(中枢神経)	酸素投与,気管挿管,薬剤投与
E(保温)	体温管理
Cr(クラッシュ症候群)	大量輸液と腎保護,高カリウム血症の治療

共有となる．現場からトリアージ・タッグが付けられている場合は，それで代用してもよい．

- primary survey（PS）として，続いてABCDECrアプローチを行う．PSにおいては，ABCDECrを順に解決していく必要がある．すなわち，A（気道）の障害が解決せずにB（呼吸）に進んだり，B（呼吸）の障害が解決せずにC（循環）へ進まない．

①A：気道の評価
- モニターを装着し，Aの評価を行う．
- 呼びかけに対して発声があれば気道開通と判断し，気道閉塞があれば気道確保が必要となる．
- 気管挿管，外科的気道確保（輪状甲状靱帯穿刺・切開）は現場救護所で行われるべきAの処置である．
- 平時では全例に酸素投与が行われるが，災害時には酸素ボンベに限りがあるので症例を選ぶ必要がある．

②B：呼吸の評価
- 頸部の視診・触診，および胸部の視診・聴診・触診・打診を行う．
- 身体所見およびモニター（SpO_2など）から致死的胸部外傷がないか判断する．
- 緊張性気胸の所見（頸静脈怒張，皮下気腫，胸郭運動異常，打診上鼓音など）に注意する．
- 現場救護所で行われるBの処置として，気胸に対する脱気・胸腔ドレナージ，フレイルチェストに対する胸郭固定，肺挫傷に対する陽圧呼吸，開放性気胸に対する3辺テーピングなどがある．

③C：循環の評価
- 橈骨動脈または頸動脈を触知し，脈拍の性状，速さを評価する．
- 皮膚の色調・冷感・湿潤の有無を調べ，ショックの有無を評価する．

Column：フレイルチェストに対する処置

呼吸運動に伴い胸壁が動揺すると，肋骨骨折の痛みが増強して呼吸困難も増悪する．傷病者は呼吸に伴う疼痛を和らげるため，呼吸が浅くなり，1回換気量が減少し，低酸素血症や高二酸化炭素血症が出現する．

手掌圧迫法によって胸郭動揺を抑え，疼痛を軽減し呼吸を助ける．タオルなどの軟らかい材料を折り重ねて骨折部位に当て，弾力性のあるテープで胸骨から胸椎までの片側の胸郭を広く固定する（フレイル固定）．

- ショックの場合は内・外出血の有無を検索する．
- 災害現場では，X線は基本的に撮れない．しかし，ポータブル超音波を携行していればFAST（focused assessment with sonography for trauma）は行うこ

Column　開放性気胸に対する処置

胸部刺創による気胸は開放性気胸となる．胸腔ドレナージが物品不足でできない場合は，サッキングチェスト・緊張性気胸への進展を防ぐため，3辺テーピング*法によって創を被覆する（図）．

*：胸腔内に貯留した空気の排出を促し，体外からの新たな空気の流入を防ぐことである．完全に閉鎖すると，エアリークがあれば，緊張性気胸をきたすことになる．このことから，胸腔内が陽圧になっても，空気を排出させることができるよう，1辺だけは開放しておく．

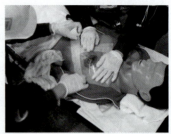

図　3辺テーピング法

Column　活動性出血に対する処置

活動性出血とは"動脈性""静脈性"を問わず，無視できない量の出血が続いているものをいう．活動性出血は見落とせば短時間で生命の危機に陥るが，みつけて圧迫すれば出血を制御することができる．

止血処置は直接圧迫止血法*が第一選択である（図）．他に出血部位よりも中枢側の動脈を圧迫する間接圧迫止血法や止血帯による方法がある．止血帯は幅の広い帯状のもの（三角巾），ターニケット，エスマルヒ，マンシェットなどを用いる方法もある．施行の際には虚血時間を考慮し，数分間血液を再還流させる必要がある．

*：処置をする前に，手袋にて感染予防を行う．出血している創傷よりも大きい厚手のガーゼで，指・手掌・両手で真上から圧迫止血する．止血後は，ガーゼをテープや三角巾にて固定する．

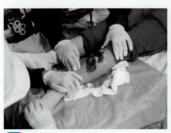
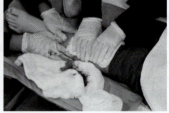

図　直接圧迫止血法

Column: 骨盤骨折に対する処置

骨盤骨折に伴う病態として重要なのは1,000〜4,000 mLの後腹膜大量出血に伴う出血性ショックである．出血性ショックの場合は，循環を維持するために静脈路確保，輸液を行う必要がある．骨盤の触診は出血量を増やす危険性があるため，1回だけやさしく行う．骨盤骨折部の動揺を制限することで骨盤骨折由来の動脈性および静脈性出血を減少させることにつながり，血行動態の安定化に有用である．その方法としてシーツラッピングがある（図）．

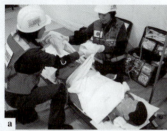
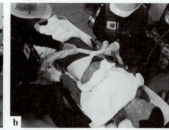
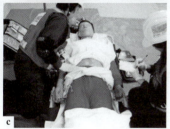

図 骨盤骨折に対するシーツラッピング
a：シーツを折り畳み帯状にする．傷病者の腰部にシーツを滑り込ませ，腸骨の高さでシーツを引き寄せる．b：結ぶことで腸骨が内側へ向かって固定される．c：結びが緩まないようにペアン鉗子などで結びを固定する．

とが可能である．
- FASTによって大量胸腔内液体貯留の有無は評価できるが，骨盤骨折の有無はX線がないとできないので，用手的骨盤動揺評価を行う．
- また，ショックの原因の検索として両側大腿骨骨折の有無，腹膜炎の有無の評価を行う．
- 現場救護所で行われるCの処置としては，輸液，外出血に対する止血処置，心タンポナーデに対する心嚢穿刺，骨盤骨折に対するシーツラッピング，長幹骨骨折に対する固定などがある．輸液製剤は限られるので，バイタルサインが問題なければ使用しない．

Column　大腿骨骨折に対する処置

大腿骨骨折の出血量は約1,000〜2,000 mLといわれ、両側の骨折では生命に危険を及ぼす可能性がある．副子を用いた固定は骨折部の動揺を防ぐことで，疼痛の緩和，出血の抑制，二次的損傷の防止を図る．副子は板切れ，棒などで代用できる(図)．

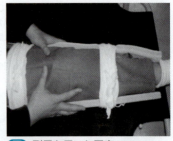

図　副子を用いた固定

④D：中枢神経の評価
- 意識レベルはGCS（Glasgow Coma Scale）で評価する．
- 瞳孔も必ず調べる．
- GCS 8点以下は，重症頭部外傷と判断する．
- 現場救護所でする処置としては，重症頭部外傷に対しては，二次的脳損傷を防ぐため，気管挿管・人工呼吸を行う．
- 瞳孔不同，片麻痺があるものは，切迫脳ヘルニア徴候であり一刻を争う．

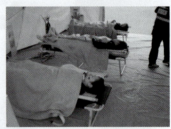

図10　救護所における保温

⑤E：脱衣と体温管理（図10）
- 脱衣させ，体表面の損傷を調べ，その後は体温管理する．
- 外傷患者においては，低体温の予防が極めて重要である．
- 救助後は積極的に保温に努めなければならない．

⑥Cr：クラッシュ症候群の有無を確認
- 重量物に長時間挟圧されたエピソード，圧挫肢の知覚運動麻痺，黒褐色〜赤褐色尿，皮膚紅斑・水疱形成・壊死などのクラッシュ症候群（crush syndrome，圧挫症候群）を疑わせる因子がないか確認する．
- クラッシュ症候群が疑われれば，低容量性ショック，高カリウム血症に対する治療を開始する．

Column 頸椎・頸髄損傷に対するパッケージング

　頸髄・胸髄損傷に伴い，呼吸が障害される．腹式呼吸は肋間筋が動かなくなったという重要なサインである．横隔神経(C3-5)が障害されると，呼吸が完全に止まってしまう．C4レベルがちょうど鎖骨の高さであるため，この部位から上部で痛みに反応しないような傷病者では常に呼吸が止まるリスクを考慮しなければならない．

　頸椎保護は，基本的に正中位で固定を行うが，正中位にする際に痛み，抵抗を伴う場合はその位置で固定を行う．固定には頸椎カラーやバックボードによる固定を行うことが望ましいが，資器材不足であれば毛布で固定し，傷病者の前額部と下顎をテープで固定する(図)．呼吸状態の観察を十分に行う．

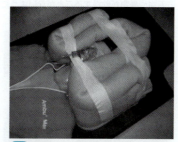

図 頸椎保護の工夫

ⓑ 現場救護所でのsecondary survey

- 平時におけるsecondary surveyの目的は，全身の解剖学的評価を行い，必要に応じて根本治療を実施することであるが，現場救護所では，搬送の際に配慮すべき損傷の有無だけを評価する．その他の詳細な解剖学的評価は行わない．
- 配慮すべき損傷とは，搬送によって悪化する可能性があり，固定(パッケージング)によってその可能性を減少することができる損傷である(頸椎・頸髄損傷〈上肢・下肢の麻痺〉，四肢骨折，穿通性異物，腸管脱出など)．
- パッケージングには，骨折などの固定だけでなく行った蘇生処置の確認も含まれる．たとえば，挿管チューブ，胸腔ドレナージチューブの固定の再確認も含まれる．また，搬送のための鎮痛・鎮静も含まれる．

4) 病院における治療の実践

- 病院には多数の重症患者が集まることになる．
- 治療に関して重要なことは，赤の治療を絶対的に優先することである．
- 病院内に赤，黄の治療エリアが設定されるが，赤，黄とも医療班を配して同時に診療を開始するのではなく，赤の治療エリアに医療班をすべて投じて，赤の傷病者の診療が終わるまで黄の傷病者の診療を開始してはならない．

Column 穿通性異物のパッケージング

 刃物や異物が刺さったままの状態である場合，刃物がそれ以上刺さらないように，つまり身体に現状以上の損傷を与えないようにすることが重要である．原則として，出血増強のおそれがあるので刃物や異物は抜いてはならない．さらに，観察や搬送中に刃物や異物が動揺することがないように，また刃物や異物によって救助者自身が負傷しないよう固定，保護を行う．

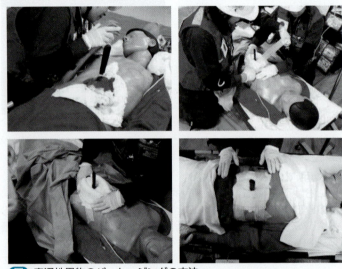

図 穿通性異物のパッケージングの方法

- 黄の治療エリアでは，傷病者のなかに赤に変化する者がいないかだけを観察する．
- 赤の治療エリアでは，primary survey（PS）を行い，それに引き続き，詳細な解剖学的評価（secondary survey〈SS〉）を行うことになるが，SSはPSにおいて，より重症であったものから順に行うことが重要である．
- SSは平時においては，画像診断などを駆使して行われるが，病院の被災状況によって制限を受けることになる．
- 根本的治療が必要な症例においては，その治療が自院で可能なのか否かを判断する．被災した自院では不可能な場合，後方搬送する．
- 広域災害においては，広域医療搬送の適応になるかどうかを判断する．

Column　腸管脱出のパッケージング

　腸管などの腹部臓器が刺入部から体表面に脱出しているケースでは，脱出臓器を乾燥させないこと，および汚染，二次損傷の防止が必要である．脱出臓器を腹腔内に戻してはならない．脱出臓器の被覆は，ビニール・ラップ・アルミホイルなどで覆い，その上からガーゼなどで覆う．

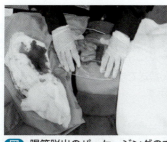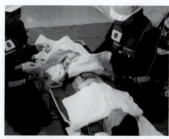

図　腸管脱出のパッケージングの方法

- 災害医療においてはマンパワーおよび医療資器材が限られる．限られた医療資源で最大多数の傷病者を助けるためには，すべきこととすべきではないことがある．災害医療の特殊性をよく理解して，防ぎえた災害死（preventable disaster death）をゼロに近づける努力をしなければいけない．

参考文献
- DMAT事務局研修プログラム 検討委員会（編）：日本DMAT隊員養成研修インストラクター用マニュアル
- JPTEC協議会テキスト編集委員会（編）：外傷病院前救護ガイドライン．プラネット，2005
- 小井土雄一，他：災害急性期における外傷患者の診断と治療．Nursing Today 2009;24:23-26

（小井土雄一）

h. 搬　送

1) 搬送の基本

- 3つのTの最終段階であり，災害医療全体の出来不出来を決める．
- Triageトリアージ，Treatment応急処置に比べ，搬送手段が必要なので時間

的制約を受けやすくボトルネックとなりやすい.
- 円滑に搬送するためには,搬送ニーズの整理・把握,搬送手段の確保,搬送先情報の整理・把握が必須となる.
- 消防などの搬送機関との連携が必須である.
- 分散搬送が基本である.

2) 搬送手段

- 搬送方法には,陸路,空路,海路,水路がある.搬送すなわち消防救急車と考えがちであるが,状況にあわせて柔軟に使い分けることが重要である.
- 重症患者の搬送には,ドクターヘリ,ドクターカーの選択は常に念頭に置く.
- 軽症患者の搬送には,一度にたくさん搬送できるバスなどが適している.
- 搬送手段と連携すべき組織を表15に示す.

3) 搬送の実際

- どの患者を・どのような手段で・どこへ搬送するかという決定が必要となる.
- 搬送患者の選定に関しては,応急処置の効果も踏まえ,同じ赤タッグのなかで,再び優先順位を付けることが必要になる.
- 搬送トリアージ責任者が,各治療区域の責任者と相談して搬送患者を選定することになるが,ホワイトボードに患者一覧表を作成し,情報共有を行っておくと便利である.

表15 搬送手段と連携すべき組織

搬送手段	連携すべき組織
救急車	消防,病院(ドクターカー),民間救急車
ヘリコプター	ドクターヘリ,自衛隊,消防,警察,海上保安庁,民間
大型航空機	自衛隊,民間
大型船	海上保安庁,自衛隊,民間

Column: 地域医療搬送と広域医療搬送

言葉の定義として,病院,市町村,都道府県が実施する患者搬送を地域医療搬送とよぶ.救急車,ドクターヘリなどによって行われることが多い.一方,広域医療搬送とは,国が実施する患者搬送であり,おもに自衛隊機によって行われる.

- 搬送手段の決定，搬送先の決定は，搬送機関との連携が重要である．
- 搬送先の決定には，医療機関の専門性・収容能力，搬送時間が重要な因子となる．
- 重症患者には，医療チームを同乗させ，間断なき医療の継続を行う．
- 局地災害においても，EMIS（Emergency Medical Information System，広域災害救急医療情報システム）を起動させ，近隣の災害拠点病院，病院が受け入れ可能人数，受け入れ状況などを入力することで情報共有が可能となる．

4）広域医療搬送計画

- 被災地内の基幹病院は，重症患者を受け入れ，病院自体が大きなトリアージポストとしての役割を果たす．
- 広域医療搬送計画の基本的な考え方は，広域医療搬送を行うことによって，重症患者に対して高度医療を提供する．また，重症患者を広域医療搬送することによって，被災地内の医療負担を軽減し，中等症あるいは軽症患者への治療を可能にすることである（図11）．
- 広域医療搬送計画は，東海地震，東南海・南海地震，首都直下地震に対し

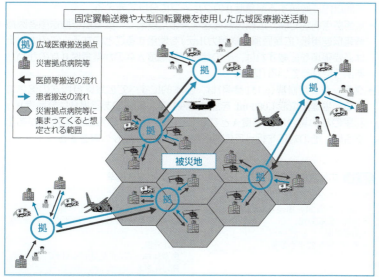

図11 広域医療搬送の基本的概念

て立てられている．

ⓐ 広域医療搬送の適応

- すべての重症患者を広域医療搬送するのは不可能である．航空機による長距離搬送となるので，その搬送に耐えることが条件となる．
- 広域医療搬送計画では，その適応疾患を決めている（表16）．
- 搬送に耐えることができない患者は適応外となるので，不搬送基準も定めている（表17）．①頭部外傷においては，脳ヘルニアの完成した症例は搬送しない．②四肢体幹外傷においては，航空機搬送では気圧が下がるため肺の酸素化が切迫している症例は搬送しない．③輸液1,000 mLを入れても収縮期圧が上がらない症例では，搬送中に心停止になる可能性が高く，搬送の適応から外れる．

ⓑ 広域医療搬送の優先順位

- 広域医療搬送の適応になる傷病者が決まれば，次は広域医療搬送の優先順位を決める．
- 広域医療搬送計画によると域内の搬送拠点の準備ができるまで少なくとも3時間を必要とし，最初の傷病者が域外の搬送拠点に到着するまでは8時間を要すると考えられている．
- 広域医療搬送する場合は，8時間以内に搬送する緊急度Aのグループと24時間以内に搬送する緊急度Bのグループに分けて考える．
- 災害拠点病院では，広域医療搬送を決めた段階で，広域航空搬送患者医療情報伝達用紙（広域医療搬送用カルテ）を使用することになる．このカルテは必要事項を記載すれば，その症例が緊急度Aなのか緊急度Bなのかわかるようになっている（図12）．
- クラッシュ症候群（p.151参照）は，基本的にすべて広域医療搬送の適応になる．生理食塩液1,000 mLを急速輸液して，利尿のある場合は緊急度B，利尿のない場合は緊急度Aとなる（図13）．高カリウム血症の所見がある場合は，その対応を行って広域医療搬送拠点のSCUへ搬送する．

表16 広域医療搬送トリアージ基準

- クラッシュ症候群
- 広範囲熱傷 20 ≦ Burn Index ≦ 50
- 体幹・四肢外傷
- 頭部外傷
- 集中治療を要する患者

表17 不搬送基準

- 四肢体幹外傷
  FiO_2 1.0以下の人工呼吸で，SpO_2 95%未満
  急速輸液1,000 mL後に，収縮期血圧60 mmHg以下
- 頭部外傷
  意識がGCS≦8またはJCS 3桁で，かつ両側瞳孔散大
  頭部CTで中脳周囲脳槽が消失

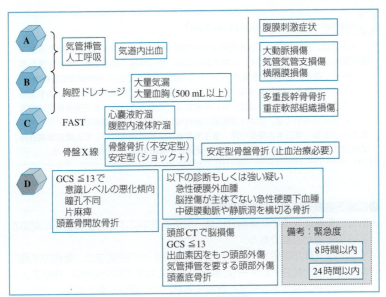

図12 災害時広域搬送適応基準と優先順位判断基準

A・B・C・D は primary survey の ABCD である．―枠は緊急度 A，―枠は緊急度 B である．
時間の要素として，組織的広域航空搬送開始は早くて発災後 3 時間，緊急度の高い患者は発災後 8 時間以内に後方搬送終了，次の緊急度の高い患者は発災後 24 時間以内に後方搬送終了と考える．

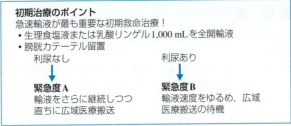

図13 クラッシュ症候群の緊急度判断

Column: SCU (Staging Care Unit)

SCUとは，被災地域および被災地域外の民間や自衛隊の空港などに設置される航空搬送拠点臨時医療施設を指す．広域災害時には，被災地域で対応困難な重症者を被災地域外に搬送する広域医療搬送が行われる．広域医療搬送とは，国が政府の各機関（内閣府，厚生労働省，防衛省）の協力の下で行う活動であり，自衛隊機などによる航空搬送時の診療，SCUにおける診療，SCUの運営などを含んでいる．航空搬送拠点に設置されたSCUにおいては，DMATが患者の症状安定化を図り，搬送優先順位付け，搬送先を決定する．東日本大震災以降，厚生労働省は全都道府県に対して広域医療搬送時のSCUの設置場所を決めること，SCUの資機材を準備することを推奨している．

ⓒ 広域医療搬送に際しての留意事項

- 広域医療搬送を決めた傷病者には，空路搬送中による気圧の低下に対応する追加処置が必要である．
- 上空では気体が膨張することから，点滴ボトルの空気抜き，軽微の気胸に対する予防的胸腔ドレナージ，意識障害者に対する胃管の挿入，挿管チューブのバルーンを空気から水へ置換するなどの処置が必要となる．

参考文献

・DMAT事務局研修プログラム 検討委員会（編）：日本DMAT隊員養成研修インストラクター用マニュアル

（小井土雄一）

2 連 携

1) 東京DMATの運用と東京消防庁東京DMAT連携隊

ⓐ 東京DMAT

- 東京DMATは，2004（平成16）年，大震災などの自然災害をはじめ，大規模交通事故などの都市型災害現場などにおいて，負傷者に対する医療処置を行う災害医療派遣チームを東京都，東京都医師会，東京都災害医療拠点病院代表者，東京消防庁間などで協議・検討し，全国に先駆けて発足した．
- 東京都は，都知事が指定した東京DMAT指定病院（以下，指定病院）と協定を結び，「災害派遣医療チーム（東京DMAT）運営要綱」（以下，運営要綱）に基づき，災害時や訓練の災害補償，東京DMAT資機材などを整備して災害時に医療救護活動が円滑に実施されている．

- 東京DMATの活動は，①都内の大震災などの自然災害をはじめ，大規模交通事故などの都市型災害現場に出動し災害医療を施す，②都外の大規模災害発生時に東京消防庁の緊急消防援助隊に帯同して災害時の急性期の災害医療活動を行うことを目的としている．
- 東京DMATの運営要綱には，①消防の指揮本部長の指揮下で活動，②消防・警察などの機関が行う災害現場活動の理解と緊密に連携して災害現場医療を提供，③複数DMAT隊が出動しても相互に連携し組織活動を展開，④災害現場で実施する医療と行うべきでない医療を明確に理解し，DMATの任務・役割を果たすことを明確にしている[1]．
- 東京DMATの出動は，①都内における災害派遣，②都外での災害派遣，があり，いずれも都知事からの出動要請によって出動する．
- 東京DMATの出動要請は，都知事の命によるが，臨機応変な対応が困難なため，東京消防庁総合指令室（以下，総合指令室）が東京DMATの出動に関する事務を代行し，ホットラインを通じて出動要請が行われ柔軟に運用されている．
- 東京DMATの出動要請の基準は，都内の出動基準（表18）による．都外への広域災害派遣の出動は，東京都が出動要請を行った場合，緊急消防援助隊東京都隊（東京消防庁）に帯同する．
- 東京DMATのチーム構成は，DMAT養成研修を修了した登録隊員で，医師1名，看護師等2名の計3名が基本で，東京DMAT隊員は，東京都から登録隊員各個人に貸与されているユニホームと配備されている医療資器材を携行して出動する．
- 東京DMATの活動要領は，災害現場で消防の最高指揮者の指揮の下で活動することが原則である．災害現場で東京DMATが任務を効果的に遂行するためには，消防隊がDMAT隊員の災害現場での安全管理を徹底し，DMAT隊員が安心して任務を遂行できることである．
- 東京DMATのおもな任務は，災害現場で傷病者の救命・社会復帰率の向

表18　東京DMAT出動要請基準

1．傷病者が概ね20名以上発生した場合または救急隊が10隊以上運用された場合
2．重傷が2名以上または中等症が10名以上の負傷者などが発生し，迅速に医療機関に搬送できない場合またはその可能性がある場合
3．負傷者が1名以上発生し，救助に時間がかかるなど，医療機関に搬送できない可能性があり，東京DMATが出場し対応することが効果的であると東京消防庁総合指令室または現場に出場した消防隊が判断した場合
4．その他，東京DMATが出場し対応することが効果的であると東京消防庁総合指令室または現場に出場した消防隊が判断した場合

上を目的とした，①トリアージ，②現場救護所での救急医療処置・傷病者搬送順位の決定，③災害現場での医療処置，④災害現場の医療アドバイス，⑤消防部隊の医療バックアップ体制などがある．

ⓑ 東京消防庁東京DMAT連携隊

- 東京消防庁東京DMAT連携隊(以下，連携隊)は，東京都内で発生した都市型災害現場や都外での大規模災害発生時(震災など)の被災地に，東京DMATでの救助救急活動する消防隊と連携して，高度な災害医療を迅速，確実に提供する災害派遣医療チームの活動を支援する専門部隊である．
- 東京消防庁では「東京消防庁東京DMAT連携隊の運用等に関する要綱」を定め，任務を明確にしている．
- 連携隊は，原則として小隊長と消防自動車を運行する機関員の2名で構成，都外の出動は2名のほかに予備の機関員で構成され，査察広報車またはポンプ車両で出動する．
- 連携隊の出動は，総合指令室から災害現場への出動命令により，総合指令室から，東京DMATの指定医療機関に出動要請された指定医療機関に向かいDMAT隊員と必要資機材をピックアップして災害現場に出動する．ドクターカーで出動する東京DMATの場合は災害現場で合流する(図14)．

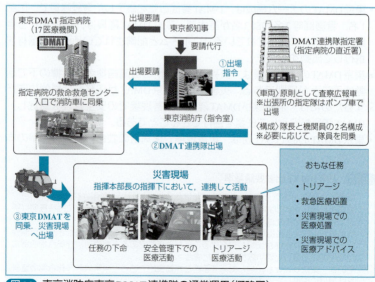

図14 東京消防庁東京DMAT連携隊の通常運用(概略図)

- 連携隊の活動の原則は，東京DMATと終始活動を共にし，災害現場の指揮本部長の指揮下で活動する．最大の任務は災害現場でのDMATの安全管理である．
- 安全管理を徹底したなかでの連携隊のおもな任務は，①指揮本部から災害状況および消防部隊の活動状況，安全管理に関わる情報を受け，②指揮本部長からの任務や役割の指定，③消防活動隊に対する医学的アドバイス，④DMATに対する活動支援，である．

ⓒ東京消防庁東京DMAT連携隊と東京DMATの連携

- 連携隊はDMAT隊員をピックアップするまでの間，災害現場からの無線情報による災害状況の把握に努める．連携隊は災害現場の"METHANE"（p.72表8参照）によって事故発生現場の推測と災害現場の活動方針などを，"CSCATTT"（p.21表4参照）によって災害情報が把握できている範囲でDMAT隊員に災害情報を提供する．
- 災害現場までの出動途上では，消防無線などで随時災害状況を傍受して詳細な情報収集に努め，DMAT隊員と情報の共有を図る．
- 現場到着時，指揮隊で現場指揮している指揮本部長までDMATを案内し，到着の報告を行う．
- 連携隊およびDMATは，指揮隊から災害の種類，形態，現在までの災害状況と消防隊の活動状況，二次的災害などの安全管理などの災害情報を受け，災害の活動方針を確認し，指揮本部長から活動任務を受ける．
- 連携帯は，災害現場では様々な危険要因が潜んでいることから，具体的な安全管理要因を指示し，DMATの活動時の安全管理体制を確保する．
- 連携帯は様々な救助活動などが行われている現場を確認し，DMATの活動区域などを具体的に指示する．
- 災害状況や任務の下命は，災害現場の状況によって，指揮本部長や現場指揮隊長，救急隊長，救助隊長から伝えられることがある．連携隊はDMATとともに下命の状況を受け，具体的にDMATに説明する．
- DMATから指揮本部長に対して，医学的な判断や活動状況などを具体的にアドバイスする環境をつくり，その内容を指揮本部長などに意見具申する．
- 災害現場で現地連絡調整所が設置される場合，連携隊はDMATが積極的に参加できるよう配慮する．

2) 過去の災害事例

地震に伴う大型スーパー立体駐車場スロープ崩落事故

[概要]

- 2011（平成23）年3月11日14時46分頃，東日本大震災が発生し，東京地方は震度5強を観測した．○○市にある地上4階建ての大型スーパーで，店舗屋上の駐車場をつなぐ，長さ約50mの鉄骨製のスロープが崩落し，乗用車3台が下敷きとなった．同日14時56分頃，消防に通報があった．
- 負傷者は，重症2名，中等症2名，軽症8名（うち5名は帰宅），現場で死亡確認1名の計13名発生した．その内1台の乗用車内に男女2名が脱出不能であった．
- 東京消防庁は，ハイパーレスキュー，特別救助隊5隊，消防隊16隊，救急隊7隊などのほか，東京DMAT（医師3名，看護師3名，事務1名）を要請し，救助救急活動にあたった．
- スロープが崩落した事故現場内では，乗用車3台がスロープ天井とH鋼の下敷きになり，その内1台が助手席から運転席にかかり，車体全体が押しつぶされている状態で，脱出不能であった．
- 崩落したスロープ内部は，天井のスロープで潰された乗用車まで，進入経路から傾斜が約50°以上の急勾配であり，足場は進入隊員の身体をロープなどで確保しないと危険な状況で，天井が低く腹ばいとなりながら進入する極めて狭隘で，行く手にはスロープの残骸が遮っていた（図）．

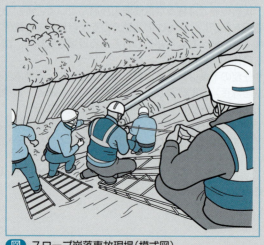

図 スロープ崩落事故現場（模式図）

- 余震が続くなか，スロープが再度崩落する危険が著しく，二次的災害発生危険の高い状況であり，極めて危険ななかでの救急救助活動は困難な状況であった．
- この災害現場は，消防への通報から活動終了まで約26時間もの時間を要した．
- 救出救護まで時間を要したのは，地震の余震を考慮しながら，大型クレーンなどによって，スロープ崩壊の二次的災害発生危険を排除する活動など，現場活動隊員の安全管理を徹底したなかでの連携活動であった．
- 要救助者の救命を目的に東京DMATは積極的に消防の指揮下に入り，災害医療と救助救急活動の専門である消防機関と連携を行い，活動方針を意思統一した効果的かつ実効性のある連携活動であった．

[救助方針として]

- 災害現場の周辺は，消防警戒区域を設定した．スロープ内部への進入は，すべての安全管理を徹底する安全管理隊を配置して，進入統制を厳しく行い，最小必要人員による活動とし安全管理を徹底した．
- 災害現場の二次的災害危険を防ぐ安全管理は，スロープの崩落危険を防ぐため，民間会社のクレーン業者と連携して大型のクレーンで崩落危険防止を図ることが必要であった．
- 余震対策として，感震器（地震の縦波を早期に感知し，横波を予測して警報音で知らせる）を設置し，余震発生危険を察知して警報音により災害現場周辺の消防隊員に地震発生予告を周知させる．その間，救助活動を中断し，安全な場所に避難することとした．
- 内部のスロープが急傾斜していることから，ロープを展張し，身体確保する活動となり，活動が制限されるなど，救助活動環境は極めて困難を呈していた．
- スロープ崩落現場から，乗用車に閉じ込められ脱出不能の男女2名を救助完了するまでには時間がかかり，また救護所内の傷病者の医療処置が必要であった．
- 安全管理を厳しく行い，救命を目的に東京DMATの活動能力を十分に発揮できる環境をつくり，救助隊との連携活動を徹底した．

[東京DMATとの連携]

- 災害現場へのDMAT要請は，東京消防庁総合指令室から15時45分にあり，その後17時頃に東京DMAT1隊が要請された．
- 東京DMATは，指揮本部長に対し東京DMATの到着報告を行い，指揮本部長から全体の災害状況，救助現場の活動環境，負傷者数や救助現場内の要救助者の状況，安全管理体制，二次的災害発生危険，特に進入統制を厳しく行っている状況などを確認し，任務について確認した．
- 東京DMATの任務は，災害現場の救護所に確保した負傷者および乗用車内の脱出不能者，消防活動中の隊員の負傷時における迅速な医療処置の実施であっ

た.
- その後,東京DMATが2隊,災害現場に出動した.DMATの指揮系列は,先着しているDMATが全体の指揮をとることで,指揮体制を明確にした.
- 事故現場の負傷者は,救護所内に確保された負傷者10名,スロープ内で車両から脱出不能の2名,また1名を救急救命センターへ搬送したことを確認した.
- 事故現場の安全管理は,安全管理隊によってスロープ崩落現場周囲に消防警戒区域が設定され,すべての安全管理が徹底されていた.
- スロープ内への進入管理は,徹底した進入統制が行われ,最小必要人員による活動が徹底されていた.また,余震発生の予知を早期に行う感震器の警報音により迅速に現場から退避することを徹底した.
- スロープ内部への進入は,救助隊を東京DMATに同行させ,安全管理を厳しく指示する統制の下に医療活動にあたった.
- スロープ内部で,乗用車が潰された車両から脱出不能の2名の容態確認と医療処置を,医療活動が制限されるなかで短時間に実施した.

[東京DMATの活動]
- 指揮本部長から救護所内の負傷者10名の医療活動を依頼され,負傷者の内2名は中等症,8名は軽症と判断し,直近の医療機関に搬送することとした.軽症者の内5名は帰宅させた.
- スロープ崩落現場内の乗用車から脱出不能の2名の状況を医療活動上,確認する必要があり,指揮本部長と協議し,スロープ崩落事故現場内部に進入して医療活動にあたることとなった.
- スロープ崩落現場への内部進入には,指揮本部長および消防隊から,進入時と進入しての医療活動時の安全管理について説明を受け,同行する消防隊の指示を守ることを条件に内部での医療活動に従事した.
- 余震発生が多発するなか,スロープ崩落で潰された乗用車までの行く手は,進入経路から傾斜が約50°以上の急勾配で進入隊員の身体をロープなどで確保し,スロープ天井が障害となるため腹ばいでなければ進入できない極めて狭隘な空間であった.
- 行く手にはスロープの残骸が遮り,潰された乗用車付近は,天井のスロープが乗用車全体を潰している状況で,安全管理が重要な状況下での救助,医療活動であった.
- スロープが崩壊し,潰された乗用車内の負傷者2名は,両大腿を挟まれクラッシュ症候群を呈しており,13回にわたり進入してバイタルサインの確認,輸液,薬剤投与,保温などの医療処置を行った.約26時間後に傷病者を1名救助し,救急救命センターに搬送し,1名は現場で死亡を確認した[2] (confined space

medicineの実践).

[考察と今後の課題]

- 本症例は,DMAT隊員の安全管理が極めて困難な環境で,事故現場まで進入統制が厳しいなか計13回も進入することは控えるべきである.二次的災害発生も危惧され,適時・適切な進入時期の検討が必要である.
- 特別救助隊員のなかには,救急救命士および消防救急隊員の有資格者がいることから,事前に医師と詳細な連携をとり負傷者の状況を確認し,逐次無線で医師に報告して医師から必要なことを指示受けすることが重要である.
- 2014(平成26)年度から救急救命士の処置範囲拡大が行われ,心肺停止前のショックの傷病者に対する輸液,血糖値の測定とブドウ糖の投与が可能となり,今後現場での救急救命士の活用がさらに重要となる.
- 今後,平常時においては,救急救命士の資格をもった特別救助隊員に対して早期に救急救命処置範囲拡大の特別研修を修了させ,DMAT隊員の医師から指示を得てクラッシュ症候群に対する傷病者への輸液を実施することも必要である.
- 大規模な地震災害時においては,救急救命士資格をもつ消防隊員が,医師の指示がなくとも輸液などの特定行為を実施できる体制づくりが必要である.
- がれきの下の医療ができる専門性のある特別DMAT隊員の育成も必要である.

文献

1) 山口芳裕:防災基礎講座 東京DMAT論.予防時報 2013;254:8-11
2) 二宮宣文,他:日本医科大学多摩永山病院DMATおよび震災支援活動.日医大医学会誌 2011;7:S57-61

(横山正巳)

C 災害の実際

1 自然災害の概要

- 自然災害とは、地震、台風、大雨、強風、火山噴火などによって、人や生活に関連したものが喪失したり、その機能が低下する現象である（表1）.
- 日本列島は南北に長く分布し、狭い地域に人口が密集し四季の変化とともに、様々な自然災害による甚大な被害が発生する.
- 自然災害は人間生活と気象や自然現象との関わりから起きるため、人類の変化とともに大きく様相が変わってきている.
- わが国では、古代から中世までは干害、近世では水害がおもな災害であったが、灌漑施設の建設や河川改修などで大規模な水害は減少してきた。しかし、2014（平成26）年7月、米国カリフォルニア州では"500年に一度の干ばつ"で大規模な山火事が発生した.
- 近年、豪雨災害（台風、梅雨前線）にて毎年全国どこかで死者30人以上の大きな被害が発生している.
- 最近では"降れば洪水・豪雪、照れば干ばつ、吹けば竜巻"の極端な気象が地球規模で顕著になっている。従来の概念や対応にとらわれない柔軟な災害対処が緊要である.

2 地震

1) 地震の概要

- 地震（earthquake）は台風や火山などの他の自然災害と異なり、予知予測が困難で、一瞬で多くの生命や財産を奪い、自然災害のなかでも最も恐ろしい現象である.
- わが国は、世界の地震の約1割が発生する地震大国であり、体に感じる地震が年間数千回発生している（表2）.
- 1995（平成7）年の阪神・淡路大震災以降も、新潟県中越地震（2004〈平成16〉年）、岩手・宮城内陸地震（2007〈平成19〉年）、東日本大震災（2011〈平

表1 自然災害の疾病構造と救援活動

	急性期疾患	復興期疾患	救援活動
地震	即死：頭/胸部の圧挫損傷 早期死*：外傷性窒息，胸部圧迫，循環血液量減少性ショック 遅発死：クラッシュ症候群，感染症，心疾患	被災後3〜5週：感冒(肺炎含む)68％，外傷(熱傷含む)15％，胃腸病6％，高血圧/心疾患4％で内因性疾患が多数	生き埋め後の救出生存率：24時間以内60％，48時間以内25％，72時間以内12％．24時間以内の救出ならば85〜90％が救命可能
津波	平均死亡率は約50％(最高80％)にも達する．死因のほとんどが溺死で子どもや高齢者が中心．生存者の多くが海水を飲み込み，誤嚥性肺炎を惹起	生存者は，脱水症，低体温症と日焼けを合併．被災者は突然喪失と破滅的な局面に呆然としており，継続的な精神的ケアが必要	救援医療活動が救命率向上に寄与しないことを，救援者は認識し活動
台風	溺死・感電死・墜落死・病死が多い．沿岸部では高潮などによる溺死，内陸部では土石流などによる圧挫/窒息死が多数	清掃中に発生した裂傷，挫傷，穿刺傷のほかに，高血圧・糖尿病なども増加．入院は被災者の0.3％前後	高潮で安全に避難できる浸水の深さは成人70 cm，子ども30 cm以下．避難所では，呼吸器感染症予防が重要
洪水(雨害)	洪水での死因は，溺死70〜80％，心疾患10％，外傷10％，その他低体温．溺死の75％は自動車事故．土石流災害では，窒息/圧死が大多数	外傷と内因性疾患はともに45％とほぼ同率に発生．精神疾患とアルコール/薬物乱用者の増加とともに，自殺率が増加(13.8％)	道路が約60 cm冠水で運転不能．防疫などの公衆衛生管理が重要
火山噴火	直接死因は，火砕流，火山泥流と火山ガス．火砕流による死因が70％を占め，爆発による外傷，高熱による熱傷，ガスによる窒息が三大死因．CO_2，H_2Sは窪地に停滞し重篤な危害を発生	火山灰降下下で，喘息患者が4倍，気管支炎患者が2倍に増加	粉塵中では防塵マスクやゴーグルを装着．道路上の灰によって交通事故が多発するので，不必要な運転を回避

＊：数分〜数時間以内

成23〉年)など，地震災害が後を絶たない．

- 1923(大正12)年の関東大震災(マグニチュード7.9)では14万人が亡くなっており，建築基準が未整備な発展途上国の1976年の中国唐山地震(マグニチュード7.5)では25万人が死亡した．
- 近代的な建築基準の国でも，1994(平成6)年の米国カリフォルニア州ノースリッジ地震での被害総額は約5兆円，1995(平成7)年の阪神・淡路大震

C 災害の実際

表2 わが国でのおもな大震災

地震名 日時	マグニチュード	震源地	死者・行方不明	全壊住家	特徴
関東大震災 1923年9月1日 11時58分	7.9	伊豆大島付近 相模湾	142,800	128,000	火災旋風で全焼建物44万7千棟,鎮火は2日後
昭和南海(南海道) 1946年12月21日 04時19分	8.0	潮岬南西沖	1,330	11,591	地震エネルギーは,関東大震災の約5倍に匹敵し,世界最大級の1つ
日本海中部 1983年5月26日 12時00分	7.7	男鹿半島沖	104(津波での死者100)	934	日本海側に発生した地震では過去最大の規模
北海道南西沖 1993年7月12日 22時17分	7.8	奥尻島沖	230		奥尻島では,地震発生数分で最高30.5 mの津波
阪神・淡路大震災 1995年1月17日 05時46分	7.3	淡路島	6,434	104,906	1,000年以内に同じ地域に同規模の地震なし
新潟県中越 2004年10月23日 17時56分	6.8	中越地方	40	2,554	山間部で孤立した集落での救援活動が困難
東日本大震災 2011年3月11日 14時46分	9.0	三陸沖	20,000以上		国内観測史上最大規模 地震より津波被害が広域・甚大 津波と原発の複合事態

災(死者数6,434人)では14兆2千億円の多大な被害が発生している.

2) 地震災害での医療・救援活動

- 地震災害による被災者の救出・救命可能な時間は,発災直後から24〜48(最大72)時間以内とされている(図1).被害者が24時間以内に救出されたときの救命率は85〜95%であるが,時間経過とともに急速に生存率は低下している.
- 地震による死亡や傷病は,建造物崩壊,家具転倒や落下物などによる直接外力による場合が多く,大都市圏では特に深刻である.
- 大都市圏での大地震では,建造物倒壊とライフライン崩壊で,一般的には25%の病床が使用できない(阪神・淡路大震災では約40%).病院機能の維

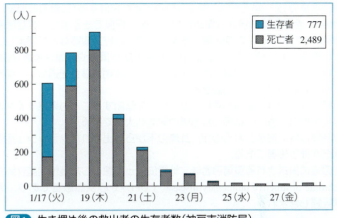

図1 生き埋め後の救出者の生存者数（神戸市消防局）

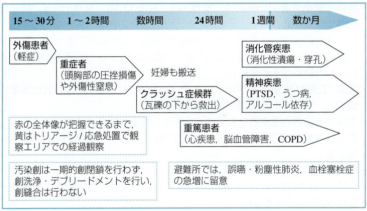

図2 震災関連疾患と発生時期
〔日経メディカル2012年3月号をもとに作成〕

持運営では，電気・水・ガスの供給停止が最も深刻な問題である．
- 地震災害による周辺病院の損害や活動状況にもよるが，傷病者は平常時機能している救急病院に集中する．
- 震災関連疾患は発災からの時期と密接な関連があり，時相を考慮した救援活動を実施しなければならない（図2）．

- 地震直後の15～30分間は，軽症な外傷患者が来院する（二重の波現象，p.3参照）．重症者が搬送され傷病者の全体像が把握できるまで，軽症患者は素早いトリアージ/応急処置で観察エリアでの経過観察などが望ましい．大地震発災1～2時間後に重症者（頭胸部の圧挫損傷や外傷性窒息）が搬送されてくるので，一次縫合が適切な症例でも絆創膏縫合を選択し，腱断裂症例でも応急処置で経過観察を行う．
- 医療スタッフは，裂傷や骨折などの治療を延期することも考慮するなど，軽症患者の治療への誘惑に打ち勝つ勇気も大切である．
- 数時間以降に搬送されるのが，瓦礫の下から救出されたクラッシュ症候群などを伴う患者である．
- その後に搬送される重篤患者は，地震によって悪化した慢性閉塞性肺疾患（chronic obstructive pulmonary disease：COPD）や心疾患患者であり，時には妊婦も含まれる．

3）地震による医学的関連事項（表3）

- 阪神・淡路大震災の死因は，窒息54％，圧死12.5％，熱傷12.4％，挫滅傷6.4％，頭部外傷3.4％と，そのほとんどが倒壊建造物の下敷きなどによる．
- 東日本大震災では，死者の80～90％が津波による溺水であった．その後の避難所では，海水や海水に含まれていたガソリンなどの汚染物質による肺炎（津波肺）が多く発生した．
- 発災2日間は外傷患者が80％以上を占めるが，5日目以降は内因性疾患が増加し，さらに2週目以降では約70％を占める．
- 大震災前後の入院患者分析では，虚血性心疾患，消化性潰瘍，脳血管障害および喘息などの急性疾患は2～4倍の増加を示し，肺炎は約20倍にも増加する．
- 心疾患による死亡が初期3日間に通常の約2倍にも増加する．この原因としては，肉体的負荷だけでなく精神的ストレスや局所での虚血（エコノミー症候群）などが考えられている．
- 肺疾患の患者増加の要因は，倒壊建造物による粉塵や消火活動の消火剤以外に，避難所での環境悪化がおもな原因と考えられている．
- 救護所診療（被災後3～5週）でも，感冒（肺炎含む）68％，外傷（熱傷含む）15％，胃腸病6％，高血圧/心疾患4％であり，呼吸器系患者の割合が高く細心の注意を払わなくてはならない．

表3 地震による死亡区分

- 即死：頭部や胸部の圧挫損傷
- 早期死（数分から数時間以内）：外傷性窒息や胸部圧迫，循環血液量減少性ショック
- 遅発死：クラッシュ症候群，感染症，心疾患

4）その他

- 地震直後では，最初に重症患者を避難させることは最もよい戦略である．しかし，病院倒壊など，差し迫ったときには，まず比較的軽症な患者を避難させる．
- わが国では大規模災害時に遺体埋葬サービスを実施する部署が明確でなく，阪神・淡路大震災や東日本大震災でも多くの遺体の取り扱いに苦慮した．
- 各地域では，適切な遺体の安置場所や責任者を明確にしておく必要がある．
- 野生動物やペットの死骸からの感染症の危険性もあり，死骸の扱いにも迅速・慎重な配慮が求められる．
- 表4に示す提言は東日本大震災でも同様の提言が繰り返されており，今後の大規模災害などへの対応についても普遍的と考える[1]．

表4 新潟県中越沖および岩手・宮城内陸地震 調査特別委員会からの提言

1) 災害現場の安全の評価のあり方を，検討し公表すべきである．
2) 行政の医療対策本部（班）の迅速な立ち上げに，統括DMAT登録者などの災害医療に詳しい人材を取り入れるべきである．災害医療の専門家の早期の連携は有効である．
3) 災害時に確実に使用可能な通信機器の充足を図るべきである．
4) DMATをはじめとする医療救援チームの役割，医療救援を受ける病院のあり方に関し，平時より具体的に検討し，広く周知すべきである．
5) DMATと被災地域医師会との連携のあり方を検討すべきである．
6) 屋外はもちろん，病院内においても個人の役割の明示が必要である．
7) 災害発生現場のみならず，病院においても医療と消防との連携は有用であり強化を一層図り，そのあり方の標準化が求められる．
8) 医療の基本色を何らかのかたちで統一し，被災地内の医療支援が始まっていることを明示すると同時に，支援に入った各々の医療組織の役割を明確にし，被災地内の医療を1つにまとめる仕組みが必要である．
9) ヘリコプター搬送を含む広域搬送は，広域災害救急医療情報システム（EMIS）なども利用し，能動的で集中的に管理する体制をとることが望ましい．
10) ドクターヘリを広域搬送に積極的に活用すべきである．
11) 複数のドクターヘリにかかる後方搬送の管制のあり方を早急に検討すべきである．
12) 臨時ヘリポートには，Staging Care Unit（SCU）の設置を考慮するべきである．
13) 日本医師会は都道府県医師会と連携し，被災地域医師会支援を早期から行うべきである．
14) 医療ボランティアの活用の方策を検討すべきである．
15) 平時よりDMATの後に続く医療組織への引き継ぎの具体的なあり方を各都道府県で検討する必要がある．
16) 被災地内病院職員は被災者である．病院支援者は彼らへの共感と敬意のうえに成り立つべきであり，共にメンタルケアが必要である．

〔森野一真，他：日本集団災害医学会 平成20年岩手・宮城内陸地震調査特別委員会報告書．日本集団災害医学会誌 2011;16:111-153〕

3 津波

1) 津波の概要

- わが国は1896（明治29）年の明治三陸津波以降も，北海道南西沖（1993〈平成5〉年），東日本大震災（2011〈平成23〉年）など，津波災害が後を絶たない（表5，表6）．
- 津波（tsunami）は海域での地震（マグニチュード6.5以上），火山活動による山体崩壊，海底地滑りなどで引き起こされ，海底面の変位が生じることによって直上海面にも変位が起き"うねり"が生ずる．
- "うねり"が陸地に近づくにつれ，波高が増幅され津波となって，海岸線に到達して甚大な被害を及ぼす．
- 津波の速度は水深が深いほど速く，平均深度が4,000 m程度の太洋ではジェット旅客機並みの時速800 kmに達する．十数時間かけて太洋を横断して沿岸域に被害をもたらすことがある．
- 津波の高さは水深が浅くなると急激に高くなるが，海岸線の地形にも大きく影響されるため，単純には決まらない．津波の高さは通常3～15 mまで

表5 甚大な被害を与えた津波の一覧（気象庁）

年	地震名	津波高さ（m）	死者不明者（人）
1498	東海地震		41,000
1771	八重山地震津波		12,000
1854	安政南海地震	30	数千
1896	明治三陸地震津波[*1]	38	26,000
1933	昭和三陸地震津波		3,000
1946	アリューシャン地震	30	165
1960	チリ地震津波		142
1993	北海道南西沖地震[*2]	30	231
2004	スマトラ島沖地震[*3]	34	21万以上
2011	東日本大震災	40	2万

*1：地震発生の22時間30分後に18,000 km離れた三陸沿岸に襲来
*2：奥尻島青苗地区は壊滅
*3：スマトラ島アチェやスリランカ，タイ・プーケット島周辺を中心に，アフリカ東部にかけてインド洋沿岸各国に甚大な被害

だが，時に100 mまで達することもある．
- 津波のエネルギーは巨大で，内陸数キロメートルまで達し，襲来地域は壊滅状態となる．
- 津波の間隔は，短いもので2分程度，長いものでは1時間以上あり，第1波から最長12時間は警戒が必要である．
- 最初の1波が最大とは限らず，数時間の間隔をおく2波，3波が最大波のこともある．

表6 東日本大震災の特性

- マグニチュード：9.0(国内観測史上最大規模)
- 震源地：三陸沖約130 km
- 震源の深さ：24 km
- 津波：高さ10 m以上(測定不能)，遡上高40 m以上
- 死者・行方不明者：約2万人
- 避難者：約40万人以上(ピーク時)
- "地震"より"津波"，被害が広域・甚大，津波と原発の複合事態，地方自治体の機能喪失

- 津波第1波の襲来前に，引き潮が発生するのは震源より陸側で沈降が生じた地震であり，いきなり第1波が襲来するのは震源より沖合側で沈降が生じたときである．
- 遠浅海浜で800 mを超える干潟が生じた例があり，津波の恐ろしさや知識のない人々は，突然生じた干潟に残された魚を集めることもあり被害をより大きくする．このような引き潮は，2004(平成16)年のスマトラ島沖地震でも確認されている．

2) 津波災害での医療・救援活動

- 津波大惨事後は，被災地域内の医療機関も壊滅的な打撃を受け，傷病者への応急治療さえ不可能となる．
- 捜索救助活動は，広範囲な破壊とライフライン切断によって，より一層困難となる．
- 最悪の場合，破損したライフラインから二次的な火事や爆発が起こることもあり，二次災害防止に十分な注意を要する．
- 道路網も寸断しており，ヘリコプターでの患者搬送は救命可能な患者救出

Column 国際語化した"tsunami"

"津波"の語は，沖合の船舶被害は少ないにもかかわらず，沿岸(津)では大きな被害をもたらすことに由来する．1946(昭和21)年のアリューシャン地震の津波後に設置された津波警戒センターはPacific Tsunami Warning Centerと命名され，その後"tsunami"は国際語化した．

に非常に有用である．
- 津波後の迅速な救援/医療活動が被災者の救命率向上に貢献することは少なく，犠牲者の多くが幼い子どもたちであることからも，救援者はその悲惨さからの無力感や憔悴感から士気を喪失する可能性が高い．
- 多くの救援者や医療関係者は，この現実を認識し救援活動にあたらなければならない．

3）津波による医学的関連事項

- 大津波では，死者数がしばしば傷病者の数を超える．津波に遭遇した人の平均死亡率は約50％であり，最高死亡率は80％と報告されている．
- 死亡原因のほとんどが溺死で，津波から避難するのに十分な体力を有しない子どもや高齢者が中心である．
- 子どもや高齢者の生存者の多くが水を飲み込み，津波が去った後に肺炎を起こすことが多いので呼吸管理が重要である．
- 津波は大量の建造物残骸などを含み，生存者でも擦過傷，鈍的な創傷や打撲傷が多くみられる．
- 創傷部はしばしば残骸と異物で汚染されているので，創傷部位のデブリードメントや洗浄などの感染防止を心がけなければならない．
- 生存者は外傷とともに，熱中症や脱水症の合併も多くみられる．津波直後の病院では，外傷治療だけでなく熱中症や脱水症治療（時に低体温症）への治療が求められる（表7）[2]．
- スマトラ沖地震でも，外傷が1/4を占め，海水誤飲による呼吸不全，下痢，急性ストレス障害の患者もみられた．
- 急性期から復興期では，A型肝炎・E型肝炎や赤痢などの腸管感染症や呼吸器感染症，創傷部位の感染症に注意しなければならない．
- 野生動物やペットの死骸からの感染症や，汚染された飲料水と破壊された下水設備からの感染症の危険性が増大する．
- 発展途上国の復興期では，防疫活動が特に求められる．
- 多くの犠牲者が家族の突然の喪失と破滅的な局面に呆然として

表7 津波に関連した疾患

- 溺死（ほとんどの死亡原因）
- 溺水状態（重症生存者）
- 誤嚥性肺炎（海水などの誤飲，多発外傷併発）
- 多発外傷・骨折（頭部，胸部，脊柱，腹部）
- 有害物質吸入
- 低体温（溺水）
- 熱中症，日焼け，脱水症
- 感染症（上気道感染，水系感染）
- 野生動物による咬口症や虫刺症

〔Mccarty DK:TSUNAMI. Hogan DE, et al.:Disaster Medicine. Lippincott Williams & Wilkins, Philadelphia, 2002;163-292〕

おり，地域全体で継続的な精神的ケアが求められる．

4）津波被害の防止

- 津波による被害を最小にするには，①津波の危険性予知（わずかな可能性でも），②住民教育による危険性の周知徹底，③効果的で的確な警報，④危険地域からの迅速な完全退去，が必要である．
- 地方自治体は住民に，安全な避難経路や場所を明示し，"もし地震を感じたら，直ちにより高い地面に避難する"との啓発教育を徹底しなければならない．
- 津波予報などの警報システム整備と住民教育が実施され速やかな避難ができれば，被害は最大で90％は軽減可能と考えられている．

4 台風・風水害

1）概　要

- わが国で最も多い災害が，風水害（雨害，風害，水害を総称）で，その多くは台風や梅雨前線に関係し，規模にかかわらず毎年必ずどこかで被害が発生している．
- 台風に伴う雨害は，広範囲にわたり雨量が格段に多く，甚大な被害をもたらす．
- 風害は，強烈な風圧やそれに伴う風の息（かぜのいき）[*1]（瞬間的な風速）と，風が物質などを運搬（塩風害[*2]）するものに大別される．

[*1]：数秒〜数十秒程度の風速によって，建物倒壊や列車転覆が起こる．気流の中に地物や熱的な原因によってたくさんの渦動で引き起こされる．突風（スコール）は風の変動周期が数分持続することで鑑別されている．

[*2]：強い風が海上から陸上に向かって吹くときに運ばれる塩分が，植物を枯らしたり，電線に付着し停電を起こしたりする災害である．

- 水害は，大雨や雪解け水が原因で起こる災害の総称で，洪水害，浸水害，山・がけ崩れ害，土石流害などに分類される．
- わが国では，1955（昭和30）年代までは台風による大規模・広域災害が目立ったが，その後は治水対策や台風情報によって台風災害よりは大雨災害による被害が目立ってきている．
- 最近では集中豪雨による山・がけ崩れや土石流による死者が多く，さらに都市型水害の危険性が増加している．

C　災害の実際

2）台　風

ⓐ台風の概要

- 熱帯低気圧は海面水温が28℃以上の熱帯の海洋上に発生し，これが発達したものが台風である．発生・発達した地域でその名前が違い，北大西洋や北太平洋東部ではハリケーン，インド洋やオーストラリア近海ではサイクロンと呼称される．
- わが国における台風は，東経180度以西の北太平洋および南シナ海で，最大風速（1分間平均）が17.2 m/s（34 knot，風力8）以上と定義される．台風の大きさは風速15 m/s以上の強風域の半径で，強さは中心付近の最大風速で決定される．
- 台風が上陸，あるいは接近すると，暴風（強風），高潮，高波による建造物の損壊のほか，大雨による洪水・浸水や道路・橋などの流出，土砂崩れ，地すべりなどの被害が発生する．台風が上陸しなくても，秋雨前線や梅雨前線を刺激して大雨をもたらし，甚大な被害が発生する．
- 台風の風は，台風を動かす風と台風自身の風とが重なり，進行方向に向かって右側は左側に比べて風が強くなる．進行方向の右側（東側）は甚大な被害を受けることとなる．台風の風は陸上地形の影響を大きく受け，入り江や海峡，岬，谷筋，山の尾根などでは局地的に強風や竜巻が発生することもある．

ⓑ過去の台風被害

- わが国を襲った台風で，室戸台風（1934〈昭和9〉年，風害），枕崎台風（1945〈昭和20〉年，水害），伊勢湾台風（1959〈昭和34〉年，高潮害）は，いずれも死者・行方不明者が3,000人以上にのぼり，昭和の三大台風とよばれている（表8）．
- 台風による死者数は，戦後1941～45年に7,160人，1956～60年に7,146人であったが，近年では大幅に減少している．これは気象学や通信方法の発達，防災機関による防災対策（早期避難を含む）が効果を発揮したものと考えられる．自然災害の被害は，防災対策や地域特性に大きく左右される．
- 2013（平成25）年10月の台風26号では，西日本から北日本の広範囲で暴風・大雨によって全国で死者39名（行方不明4名）となった．特に東京都大島町では，台風による湿った空気の影響で，16日未明から1時間100ミリを超える猛烈な雨が数時間降り続いた．3日間での総降水量824ミリの大雨となり，大規模な土砂災害が発生し，死者・行方不明49名の大きな被害が発生した（図3）．
- 1959（昭和34）年の伊勢湾台風では，高潮がおもな原因で死者は5,098名にも上った．台風下における高潮で，避難し助かった人の浸水の深さは成人

表8 日本で大被害を与えた台風・豪雨

上陸・最接近 年月日	台風名または 台風番号	死者・行方 不明(人)	倒壊住家 (棟)
昭和9 (1934)年9月	室戸	3,036	92,740
昭和20 (1945)年9月	枕崎	3,756	89,839
昭和22 (1947)年9月	カスリーン	1,930	9,200
昭和29 (1954)年9月	洞爺丸	1,761	207,542
昭和34 (1959)年9月	伊勢湾	5,098	833,965
昭和57 (1982)年7月	昭和57年7月豪雨 (長崎)	345	851
平成5 (1993)年7月	平成5年8月豪雨 (鹿児島)	79	824
平成16 (2004)年7月	平成16年台風 第23号	94	21,586
平成24 (2012)年7月	平成24年 九州北部豪雨	30	769
平成25 (2013)年10月	平成25年台風 第26号	39	2,586

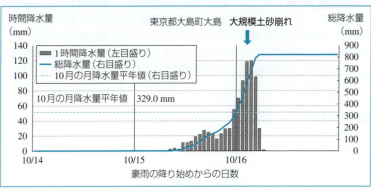

図3 台風第26号の大島町の雨量推移と災害発生

2013 (平成25)年10月16日午前3時に大規模土砂崩れが発生した.
大島町ではこの時点で, 雨災害の危険性が増大する1時間100 mm以上の雨量, 3日間の積算雨量が800 mm以上に達していた.
〔気象庁ウェブサイト (http://www.jma.go.jp/jma/index.html) より改変〕

で70 cm，子どもで30 cmであった．暴風雨時の避難では約30 cmの高潮や浸水でも生命に危険が及び，台風時の高潮の怖さを物語っている．近年でも，1999(平成11)年9月24日の台風18号進路右側にあった熊本県八代海不知火町では，湾の奥に風が吹き込み高潮が発生し，大きな被害(死者12名)が発生した．

ⓒ台風による医学的関連事項

- 台風による災害は大雨，強風，高潮などで起こるが，台風に関連する死亡原因には溺死・感電死・墜落死・病死などが含まれ，明確に定義されていない．
- 沿岸部では高潮などによる溺死，内陸部では土石流などによる圧挫や窒息死が多い．
- わが国では，台風の豪雨に伴うがけ崩れや土石流に巻き込まれた死者が圧倒的に多い．
- 外傷はおもに台風通過後の清掃中に発生した四肢損傷であり，裂傷(最大80%)，挫傷(18〜36%)，穿刺傷(14〜32%)の順で多い．創傷処置では，すべての患者に破傷風トキソイドや抗菌薬を投与することが推奨されている．
- 先進国の都市を台風が直撃したとき，外傷での入院は被災住民の約0.3%であり，内訳は重症裂傷が40%，頭/胸部打撲35%，腹部打撲2%と報告されている．
- 台風通過後には，高血圧・糖尿病などの慢性疾患の常備薬を失った患者が急増する．さらに，持続酸素吸入の慢性閉塞性肺疾患(COPD)患者では，しばしば家庭での酸素呼吸器の故障などによって入院治療を要する．
- 避難所での閉鎖空間での長期滞在による，環境衛生の管理不十分や抵抗力低下などで，全疾病における呼吸器感染症が占める割合は1週毎に約5%増加し，4週目には約20%を占めるようになる．避難所では呼吸器感染症への十分な配慮が必要となる．

ⓓ病院や避難所への影響

- 台風の上陸前に，各病院は事前の対応計画の見直しが必要である．自家発電機や貯水槽の浸水・倒壊の危険性に対する事前点検が必須である．
- 被害発生直後に，各病院は対策本部を立ち上げ，人員確保，院内外との情報伝達と医薬品/材料の確保などを実施する．
- 台風通過後には，輸液/血液製剤，抗菌薬，破傷風トキソイド，縫合キットなどの初期外科セットの需要が急増する．
- 台風通過後には，職員が通行止めで出勤できず，病院機能がより一層低下する．職員を家族とともに上陸前に病院の安全施設に収容したり，非番ス

タッフの就寝場所・食事の確保も必要となる.
- 避難所での医療提供とともに,飲料水・食事提供や衛生環境整備も重要である.
- 避難所は元来健康な人々のための施設であり,慢性疾患患者や要介護者は避難所より医療機関に移送すべきである.
- 避難所でも看護・介護手順が確立されるべきであり,この統括は保健所スタッフ(できれば医師)が望ましい.
- 避難所では,応急処置用の医療品の備えや医療機関との通信確保は必須である.

3) 洪水・雨害

ⓐ 洪水・雨害の概要
- 大雨が原因となって起こる災害は,①河川の氾濫による水害(洪水・浸水害),②山・がけ崩れや土石流による土砂災害,③長雨害に大別できる.
- 土砂災害でも,山・がけ崩れは崩れた地点の真下から最大100 mくらいの狭い地域を襲うのに対して,土石流は谷や渓谷を下り数kmも離れた地域にまで大量の土石・岩石を押し出し,下流の広い範囲に甚大な被害を発生させる.
- 最近では都市化によって,少ない雨量でも短時間で集中すると下水道などへ流れ込む水量が処理能力を超え,道路の冠水や住宅が浸水する都市型水害が増大している.
- 地域の年間降水量の5〜10%を超えたり,1時間100 mm以上の雨量,3日間の積算雨量が600 mm以上で,雨災害(特に土石流)の危険性が増大する(図3).
- 土砂流災害には,雨量だけでなく,斜面の傾き,地質,植生などが影響する.

ⓑ 洪水・水害の被害
- わが国では梅雨前線と関連した集中豪雨によって,2009(平成21)年7月の中国・九州北部豪雨や2012(平成24)年7月の九州北部豪雨など,毎年各地で,一度の集中豪雨で約30名が死亡している.
- 1982(昭和57)年の長崎豪雨では,九州付近に停滞した梅雨前線上を低気圧が次々と通過し,長崎市では4時間で400ミリを超す雨が降り,山・がけ崩れや河川の氾濫で死者・行方不明262名,浸水家屋3万7,000棟の甚大な被害が起こった.
- 1993(平成5)年の鹿児島豪雨では,3日間の積算雨量が600ミリを超えた時点で,土砂崩れなどによって54名が死亡している.

- 1999（平成11）年6月29日，福岡市では1時間に79.5ミリの集中豪雨で博多駅周辺地下街に水が流れ込み1人が溺死している．市街地が冠水し道路が河川化し，大量の雨水が地下街に流れ込む都市型水害の怖さを物語っている．
- 2014（平成26）年8月20日の"平成26年8月豪雨"で，広島市安佐地域では3時間で約300ミリの大量豪雨による多発土石流で，死者・行方不明者が72人の大災害が発生した．

ⓒ洪水・水害との医学的関連事項

- 洪水による一般的な死亡原因は溺死である．溺死は水没の有無にかかわらず，外傷や低体温などにも影響される．
- 1998（平成10）年のテキサス州の洪水では31名が死亡し，溺死24名（77％），心疾患3名（10％），外傷3名（10％），低体温1名（3％）であった．溺死のうち18名（75％）は，冠水道路（約60 cm以上）でのハンドル操作が不能による自動車運転中の事故であった．道路浸水が低位でも50 cm以上の冠水が予測されるなら，運転は回避しなければならない．
- わが国の溺死者の多くは，田畑の見回り時に増水した水路への転落による．
- 1993（平成5）年の米国中西部ミズーリ州での洪水発生後48日間に発症した524症例（表9）[2]は，外科系と内科系疾患は45％とほぼ同率であり，そのうち約12％が入院を必要とした．内科系疾患では消化器系と皮膚科疾患が多く，外科系疾患では捻挫・裂傷が多く，創傷開放部の化膿症例の増加が報告されている．
- "平成26年8月豪雨"での広島市土石災害の死者57人の検視による死因は，窒息死が36人，脳挫傷が18人，溺死・肺挫傷・クラッシュ症候群各1人であった．
- 他の大惨事と同様に，洪水後にも精神疾患とアルコールや薬物乱用患者の増加とともに，自殺率が洪水前と比較し13.8％増加することが指摘されている．今後，アルコールや薬物依存症を含めたメンタルヘルス対策が他の災害と同様に大切である．

表9 洪水後48日間の疾病構造

- 524症例（約12％が入院）

- 外科系疾患 250（47.7％）
  捻挫　　　　　　86（34％）
  裂傷　　　　　　61（24％）
  擦過傷・打撲傷　27（11％）
  その他　　　　　27（11％）

- 内科系疾患 233（44.5％）
  消化器　　　　　40（17％）
  発疹・皮膚炎　　38（16％）
  熱中症　　　　　31（13％）
  その他　　　　　47（20％）

- その他 39（7.4％），不明 2（0.4％）

〔Meredith JT, et al.:Hurricanes. Hogan DE, et al.: Disaster Medicine. Lippincott Williams & Wilkins, Philadelphia, 2002;163-292 より改変〕

ⓓ病院や避難所への影響

- 堤防の決壊による大洪水では，死傷者が地域の医療機関の受け入れ能力を超える可能性がある．
- わが国の洪水は米国などと違い，集中豪雨が止めば数日間で水は引くが，梅雨時期の夏季に多いため，①洪水地域の感染症／風土病罹患率の監視，②感染症の集団発生の監視，③市民への外傷に対する注意喚起，防疫などの公衆衛生管理が重要となる．
- 不衛生な水の飲水によって消化管感染症が増加することから，水の安全性が少しでも疑わしいときは5分間の沸騰や塩素剤などでの消毒が必須である．
- 飲料水の安全性に関する広報は，各自治体にとっても非常に重要である．また，混雑した避難所での糞便や屎尿処理がしばしば問題となっているが，こうした廃棄物の事前処理計画も不可欠である．避難所での手洗いの徹底が消化器系疾患を減少させる．
- 昆虫（特に蚊）による媒介感染症対策には，夕暮れ時から夜間にかけて防虫剤の定期散布や蚊防止ネット使用などの指示が必要である．

ⓔ被害軽減対策

- わが国に多い崖崩れ／土石流災害は，短時間でも起こるが，豪雨の最盛期

Column：避難の重要性と困難さ

2006（平成18）年7月の豪雨で，鹿児島・熊本・宮崎の3県で避難指示・勧告が4万8,312世帯，10万9,431人に出された．鹿児島県が把握できた避難者は，指示28％，勧告6％にとどまった．同県菱刈町では，勧告6時間後の土砂崩れで住宅が全壊し，女性が犠牲となった．隣家も全壊したが，住民は勧告後に避難し無事であり，避難勧告後の対応が生死を分けた．

2009（平成21）年の台風9号による豪雨では，兵庫県佐用町では死者18人が発生した．本郷地区では，町営住宅の住民が近くの小学校へ避難する途中，増水した側溝（幅約1 m）や川に流され3世帯計8人が死亡した．1人は約6 km下流で発見された．しかし，町営住宅の避難しなかった住民の命に別状はなかった．

避難指示・勧告に従うなどの早期避難が原則であるが，急激な増水などで避難が困難なときには，最終的には自らの判断で家屋内で安全な場所に待機するなどの難しい決定が求められる．

今後，避難勧告などの実効性を高めるには，避難指示・勧告の意味の周知徹底や避難行動を確実に実行するのを手助けする地域リーダーや自主防災組織の育成などが緊要である．

- の後にやってくることが多い.
- 崩れやすい崖は, 30°以上の急斜面で高さ5 m以上, 斜面が凸凹している, 以前崩れた崖に近い崖も崩れやすいなどの特徴がある. しかし, 雨の強さや雨量だけでなく, その地形や土質によっても出現の形態が異なる.
- "浸水予想区域""崖崩れ危険区域"のハザードマップにて, 地域内の危険度を周知する. 避難経路・場所, 非常用品, 家族との連絡方法などを確認しておく.
- 強い雨が降り出したら, テレビ・ラジオなどで最新の気象情報を入手し危険に備える.
- 大雨洪水警報時などでは行政の避難指示に従うが, 指示がなくても, 危険と感じたら早めに避難する.

5 竜 巻

1) 概 要

- 竜巻(tornado)は"積乱雲に伴って, 地上から雲まで延びる上昇気流を伴う鉛直軸まわりの高速の渦巻き"で, しばしば漏斗状や柱状の雲を伴う.
- 水平規模は数100 mにも及ぶこともあり, その中心部は局所的に100 m/sを超える猛烈な風が吹くことがある.
- 1か所に停滞するものもあるが, 多くは移動しながら途中の建物や人に被害を与える.
- 竜巻には, スーパーセルとよばれる特殊な積乱雲によって生じるものと, 局所的な前線に伴うものがある.
- 世界で年間1,000個ほど発生しているが, その約80％は米国で発生している. 特に中西部で甚大な被害をもたらし, 過去最悪の被害は1925(大正14)年にイリノイ州などで起きた竜巻で695人が犠牲となった.
- 米国で竜巻が起きやすいのは冬の終わりから夏頃までである. ほかに, オーストラリア, ヨーロッパ, インドなど, 温帯地方を中心に発生数が多い.
- わが国では年平均20.5個であるが, 近年は増加傾向にある.
- 2006(平成18)年11月7日の北海道佐呂間町での竜巻(9人死亡)は, 被害は最大幅約200 m, 長さ1 kmと極めて狭い地域に集中していた. 最大風速83 mと推定され, 発生からわずか1分程度で被災地を通過している. 竜巻の強さは国内で3例目のF3クラスであった.

2) 竜巻災害での医療・救援活動

- 竜巻の渦の通過点で, 多くの傷病者が発生する.

Column 藤田スケール(F-Scale)

1971(昭和46)年に藤田哲也シカゴ大学名誉教授が提唱したFujita-Person Tornado Scale(通称F-Scale, 藤田スケール)が, 竜巻の規模を表わす数値(風力階級)として用いられている. F-ScaleはF0〜F5までの6階級で, 被害状況からおおよその最大風速が推定できるようになっている(風速: m/sec).

- F0(17〜32 / 15秒間): 煙突やアンテナが壊れる.
- F1(33〜49 / 10秒間): 屋根瓦が飛び, ガラス窓が割れる.
- F2(50〜69 / 7秒間): 屋根がはぎとられ大木が倒れ, 自動車が吹き飛ばされる.
- F3(70〜92 / 5秒間): 住宅が倒壊, 列車が転覆し, 自動車が持ち上げられ飛ばされる.
- F4(93〜116 / 4秒間): 住宅がバラバラで周囲に飛散, 列車が吹き飛ばされ, 自動車が数十メートルも空中飛行する.
- F5(117〜142 / 3秒間): 住宅が跡形もなく吹き飛ばされ, 数トンの物体が降ってくる.

- 大きな竜巻通過後に, 最も問題となるのは停電と断水である.
- 停電時の災害現場でのトリアージや応急処置には, 懐中電灯での照明が有用であるが, 光量が不十分なことが多い. 車両ヘッドライトが短時間での照明には力を発揮する.
- 竜巻災害では, 多くの被害者が土砂や瓦礫に汚染されており, シャワーなどの流水で洗い流すことが緊要である. 断水時には水の確保に留意する.
- 竜巻後の災害現場では, 多くの瓦礫が散在しており, 救急車などの緊急車両の進入が困難になる.
- 現場では交通渋滞も頻発であり, 警察は緊急車両の走行に支障がないようにしなければならない.
- 電話回線の破壊や輻輳で通信が混乱しており, あらゆる手段を用いて災害現場と搬送先病院間との通信手段を確保しなければならない.
- 救出現場では, 大気が不安定であり, さらなる竜巻や落雷に巻き込まれないように気象状態のモニターが必須である.
- 被災者が車内に閉じ込められていることが多く, 車外への傷病者救出の知識や技量が求められる.
- 救出負傷者は脊椎損傷の可能性も高く, 救護者は脊椎固定具の装着に習熟しなければならない.
- 他の大規模災害と同様に, 病院には傷病者の到着は2波パターン(二重の波現象, p.3参照)で到着する.
- 病院では, 非常用電源を常に稼動できることが重要である.

C 災害の実際

3）竜巻による医学的関連事項

- 最も多い患者（約50％以上）は，土砂や瓦礫などで汚染された軟部組織（皮膚や筋肉）の裂傷・打撲傷・擦過傷である．露出した頭・首・腕などに多発し，深い傷のことが多い．
- 2番目に多いのは骨折患者で，全負傷者の30％にみられ，入院患者では骨折患者が最も多い．開放性骨折が骨折患者の25％でみられ，手術症例の約半数が骨折への手術症例である．
- 3番目は頭部外傷で，重症の頭部外傷が全負傷者の10％以下にみられ，最も多い死因となる．
- 多くの頭部外傷は軽度の脳振盪患者であり，注意事項の確認後に帰宅させる．
- 重症傷病者の約10％で胸部や腹部への圧挫傷がみられ，この約20％の圧挫傷患者で外科手術が必要とされる．
- 竜巻による創傷は，微小な土壌，砂や泥微片に汚染されている．
- 1 cm以上の穿刺傷や鈍的創傷では，創傷内の異物をX線検査などで精査しなければならない．
- 創傷部を閉鎖するならば，感染予防のために異物除去やデブリドマンを考慮する．
- 開放創傷では，閉鎖1時間前に抗菌薬の投与を開始し24〜72時間継続する必要がある．
- 創傷部からはブドウ球菌と連鎖球菌が最も多く分離される．ウェルシュ菌によるガス壊疽にも注意が必要である．
- 穿刺傷や鈍的創傷の患者では，破傷風予防の対策（トキソイド，免疫グロブリン）を実施しなければならない．

4）被害の軽減対策

- 米国では，積乱雲などに電波をあて，雨や風の向き，強さを測定する特殊な"気象ドップラーレーダー"を使い，蓄積されたデータと照らし合わせて竜巻発生を予測している．しかし，いまだ完全な予測・警報システムではない．
- わが国には，気象ドップラーレーダーが新千歳空港などの8つの空港と千葉県柏市などの4気象台にある．しかし，設置には一基あたり2億円以上かかり，普及は進んでいない．
- 個人防護が竜巻対策に最も効果的である．

ⓐ避難場所

- 地下室があれば，地下室に避難する．窓ガラスのないところ（たとえば，

トイレ・風呂場)に身を隠したり，窓ガラスから離れて待機する．
ⓑガラス窓
- 網入り，フイルム張り(遮光シートを含む)，ペアガラスは飛来物などによるガラス割れや飛散に効果がある．
ⓒ点検・見回りなどの移動
- 暴風圏に入っている間は屋外には出ない．屋外へのドアは施錠などで開かないようにする．
ⓓ車での移動
- 自動車での移動や避難はしない．移動時に竜巻などに遭遇した場合は，車を止め車内で身構える．
ⓔ情報入手
- 停電でテレビなどの不通の場合に備え，携帯ラジオを常備する．

6 火山噴火

1) 概　要

- 火山の多くが大陸辺縁に位置し，世界中の活火山の50%が環太平洋に位置し，環太平洋は"火の環(ring of fire)"と称されている．
- わが国は，活火山の数はインドネシアに次いで多く，過去1万年間で噴火した約1,500の火山の約15%がわが国で発生している．
- 20世紀には世界中の火山活動で約8万6,000人が亡くなり，60万人以上の避難が強制された．
- 噴火の形は，噴出するマグマの流動性やガス成分量によって分類されるが，溶岩流噴火と爆発的噴火に大別される．
- 火山噴火で直接的な死因は，①火砕流，②火山泥流，③火山ガスによるものであり，火砕流が70%を占める．

ⓐ火砕流
火山ガスと溶岩破片の混合物が，火口から斜面を時速100 km以上で流れ下る．

ⓑ火山泥流
雨水や湖水などが火山残骸と混ざり泥流を形成し，流動性のコンクリートに近似し，非常に重く急速に流れ下り，また非常に高温であることが多い．

ⓒ火山性有毒ガス
二酸化炭素，硫化水素，二酸化硫黄，塩化水素，フッ化水素などである．二酸化炭素と硫化水素は窪地に停滞し重篤な危害を及ぼし，塩化水素とフッ化水素は水との接触で強力な腐食剤となり被害を及ぼす．

2）火山による医療・救援活動

- 一部の火山噴火では,ラドンなどの放射線核種を含むことがあり,火山灰・溶岩を含むすべての噴火物の放射線核種の継続的なモニタリングは必須である.
- 迅速かつ的確な火山情報とハザードマップが,救援活動には不可欠である.
- 火山周辺の危険度を分析・評価したハザードマップによる防災地図にて,避難経路や避難場所を明確にすることが被害を最小限にする.
- 噴火地域で活動する救援者は,日常の危険性とは大きく異なる火砕流,火山ガスや火山灰などの危険性を正確に認識し,救援活動を実施する.
- 電気嵐[*3]による電気系統の故障も想定した,救援活動が求められる.

[*3]: 大気中で,火山灰の微片が荷電することに起因する.電気嵐が落雷を起こし,火災を発生させたり,電気装置に障害を与える.1989(平成元)年にアラスカで灰雲に遭遇した民航4機のエンジンが停止し緊急着陸を余儀なくされたのは,電気嵐が原因である.大噴火では,この電気嵐は火山から数100 km離れた地域でも発生する.

- 救援者は火山灰を含む粉塵中での活動を余儀なくされるため,防塵マスクやゴーグルを装着しなければならない.
- 道路上の積もった灰によって交通事故が多発したり,灰でマフラーが詰まるなど,自動車は火山灰に対して脆弱であり不必要な運転を避けなければならない.

3）火山との医学的関連事項

- 火砕流による死因が多いが,三大死因は,①火砕流本体の爆発による外傷,②猛烈な高熱による熱傷,③火山ガスによる窒息,である.
- 火山噴火の最も大きい影響は,大気中に排出される灰である.灰汚染の長期的な健康被害は明確ではないが,噴火後は喘息患者を4倍,気管支炎患者を2倍に増加させるが,眼への影響は少ない.
- 灰は上下水道にも影響し,水系感染症発生の危険性が出現する.
- 道路上の火山灰の影響などで自動車衝突事故や疾病の罹患率が増加するが,通常は死亡率の増加は認められない.
- 火山灰の危険性は,被害者だけでなく救援者にも及ぶ.大量の火山灰吸引では珪肺症の危険性が指摘され,特に喘息や慢性閉塞性肺疾患(COPD)の基礎疾患を有する人は重症化しやすい.
- 1991(平成3)年6月には雲仙普賢岳で大火砕流が発生し,報道や消防関係者を中心に43人が死亡した.13人の死因分析では,熱傷面積35%以外の1人を除き12人は全員が顔面・気道熱傷を認め,10人が熱傷面積80%以上

Column　御嶽山火山噴火

　2014(平成26)年9月27日,御嶽山(3,067 m)で水蒸気噴火*にて,死者57名・行方不明6名(10月27日現在)の戦後最悪の火山災害が発生した.主死因は損傷死で,多くは噴石が頭や首に直撃し犠牲者の9割が即死と考えられている.10 cm以上の噴石が,時速300 km弱で火口から少なくとも1 km離れた地点まで飛散した.9月10日から火山性地震が増えたが,危険な兆候を示すような観測データの変化はなく,噴火警戒レベル(1:平常,2:火口周辺規制,3:入山制限,4:災害時要援護者は避難,危険地域内では他の住民は避難準備,5:危険地域では全住民避難)は5段階で最も低い1(平常)だった.噴火が起きて初めてレベルを3(入山規制)に引き上げたが,改めて噴火予知の限界を露呈した.

*:地下深くのマグマで熱せられた地下水が沸騰し,火口付近の岩石などを噴出する"水蒸気爆発"による噴火.マグマの動きが比較的小さく,前兆を判断することは困難である.

であった.
- 火山性有毒ガスでは,1997(平成9)年7月の八甲田山系田代平の窪地の通称ガス穴(CO_2濃度15〜20%)で,陸上自衛隊員12名が次々と意識消失で倒れ3人が死亡した.この原因は,近くの鉱泉中に溶けている二酸化炭素が気化し,窪地に停留したものであった.

文献
1) 森野一真,他:日本集団災害医学会 平成20年岩手・宮城内陸地震調査特別委員会報告書.日本集団災害医学会誌 2011;16:111-153
2) Hogan DE, et al.:Disaster Medicine. Lippincott Williams & Wilkins, Philadelphia, 2002

参考文献
・吉岡敏治,他:集団災害医療マニュアル.へるす出版,2000;19-50
・石井　昇,他(編):災害・健康危機管理ハンドブック.診断と治療社,2007;122-214
・東日本大震災 医療はどう動いたか.日経メディカル特別増刊2012 Winter

（箱崎幸也）

7 大規模火災

1) 概　要
- 火災は,日々報道されているように毎日発生(全国では,2012〈平成24〉年1日約121件,3.5件/1万人)している災害である.
- 2012(平成24)年中の全国の火災件数は4万4,189件であり,損害額は897

C 災害の実際

億円に達し，火災による死者は1,721人（火災後48時間以内の死亡含む）であった．近年，件数・死者数ともに10年前と比較し約30％減で推移している．

- 2012（平成24）年中の全国の火災原因は"放火""タバコ""コンロ""放火の疑い""たき火"の順で，16年連続で"放火"が第1位であった．
- 火災による死因は"一酸化炭素中毒・窒息""火傷"および"放火自殺者"が大半を占める．
- 火災のほとんどは，大規模な火災（大火）に至ることなく鎮火するが，強風やフェーン現象などの気象条件，地震による同時多発火災などの要因によって，大火に発展する．
- 焼損床面積が3万3千m^2（1万坪）以上の火災を大火と称し，1946（昭和21）年から2011（平成23）年までの間に，全国で約50件の大火が発生し，地震に伴う同時多発性の大火と，強風下の大火とがある．
- 震災に伴う大火は8件あり，2011（平成23）年の東日本大震災での岩手県山田町や1995（平成7）年の阪神・淡路大震災での兵庫県神戸市長田区がある．
- 震災以外の強風下での大火は，1976（昭和51）年の山形県酒田市の大火以来発生していない．
- 最近の火災では，火災の規模は小規模ながらも1件の火災で多数の犠牲者が発生し大惨事となり，また火災発生場所から広範囲で付近住民が避難を要する火災も発生し，社会的影響が大きい火災は少なくない．

ⓐ 小規模建物火災で多くの犠牲者が発生

- 2001（平成13）年9月の東京都新宿区歌舞伎町の明星56ビルの雑居ビル火災では，44人の尊い命を失い大惨事となった．また，ホテル火災で多くの焼死者を出した1982（昭和57）年2月の東京都千代田区のホテルニュージャパン（焼死者33人）も記憶されるところである．

ⓑ 老人福祉施設や病院火災などで多数の多数の犠牲者

- 最近では，比較的小規模な施設において，多数の人的被害を伴う火災が発生している．2006（平成18）年1月の長崎県大村市の認知症高齢者グループホーム火災では死者7人，負傷者3人，2007（平成19）年1月の兵庫県宝塚市カラオケボックス火災では死者3人，負傷者5人，2012（平成24）年10月の福岡市内の病院火災では死者10人，負傷者5人の被害が発生している．

ⓒ 特異な火災

- 石油コンビナートや化学工場の化学薬品などの火災や，大規模な林野火災などによって，広範囲の付近住民の避難を要する場合がある．

2）火災による医学的関連事項

- 近年の火災では，約60%が火傷，煙/有毒ガス吸入による死亡である．注意すべき疾患は，①高熱傷害，②気道熱傷，③有毒ガス・煙の吸入による呼吸器系疾患である．

ⓐ 高熱傷害

- 火災現場では，高熱火炎との直接接触によって多くの傷害が発生する．
- この接触で多くの人は軽度の体表熱傷や呼吸困難を呈するが，極度の高熱火炎との直接接触では即死例も多く，その死因は血管透過性亢進に基づく低容量性ショックや全身焼却による灰化である．

ⓑ 気道熱傷

- 火災に巻き込まれた人は，煙や高熱風を吸入し気道熱傷を発症する．
- 気道熱傷は上気道での高度浮腫性変化から気道狭窄や閉塞による急性呼吸障害を引き起こす．
- 有害化学物質が付着した炭粉や有毒ガス吸入によって，気管支/肺実質の損傷にて化学肺臓炎を併発する．
- 気道熱傷では顔面熱傷や浮腫性変化，鼻・口周囲の熱傷，鼻毛の焦げ，喀痰・口腔分泌液の煤混入，喘鳴，呼吸困難などの徴候や症状が特徴的である．
- 気道熱傷の重症度は，煙と高熱風への曝露時間と，その温度に依存する．
- 火災現場で熱傷を伴う意識障害患者では，急性の呼吸障害やガス中毒を疑い，100%酸素を投与して病院に搬送する．
- 気道熱傷の疑い時に，嗄声や喘鳴などが増悪して気道閉塞が危惧される時点で気管挿管や気管切開を考慮する．
- 気管支鏡検査での気管粘膜の発赤，浮腫，易出血性，あるいは煤付着があれば確定診断が可能となるが，肉眼的観察だけでは気道熱傷の診断や重症度判定は困難である．

ⓒ 有毒ガス吸入による傷害

- 火災によって発生する有毒ガスは，建造物火災では一酸化炭素，シアン化水素，塩素，林野火災では二酸化硫黄，二酸化珪素（地上の埃から），アルデヒド，ベンゼンなどがある．
- 生命に重大な危険を及ぼすのは，一酸化炭素，シアン化水素，塩素である．
- 有害物質やガス吸入では，曝露時間や吸入量に比例し肺機能低下を呈する．
- 煙の吸引では軽症の気管支炎を発症するが，大量・長期曝露では窒息の危険性が増大する．
- 吸入による局所の気道刺激や炎症にて，喘息や肺気腫などの既往肺疾患の増悪がみられる．

C 災害の実際

Column　関東大震災での火災旋風

約14万人の死者が発生した，1923（大正12）年9月1日の関東大震災では，628件の火災が発生し44万7千棟が焼失，多くの焼死者を出した．特に東京市内では3日間にわたる延焼で約38 km²を焼損し，本所区（現墨田区）被服廠跡では火災旋風*で3万8千人が犠牲になるなど，死者の約9割が焼死であった．さらに，多くの避難者が火災から逃れ海・河川などに入って溺死した．

＊：同時多発の大火では，強い空気流入に伴い火災の中心に向かう火災上昇気流が誘起され，周辺に強い旋回流と上昇気流を伴う竜巻状の火災旋風が生じる．

Column　阪神・淡路大震災での火災

1995（平成7）年1月17日に発生した阪神・淡路大震災では，兵庫，大阪，京都，奈良の4府県内で計285件の火災が発生し，7,483棟，83万4,663 m²を焼損した．神戸市の震災当日午前6時現在，北東の風4.6 m/sであり火災の延焼拡大速度は遅かったが，消火栓の破損や，建物倒壊などによる道路寸断のために消防車両が渋滞に巻き込まれるなど，消火活動に困難を極め甚大な被害が生じた．

Column　東京首都直下地震の火災被害想定

今後30年以内に70％の確率で，首都直下地震が発生すると予測されている．2012（平成24）年，東京都は，2006年首都直下地震の被害想定を見直し，発表した．

震源地を東京湾北部地震（M7）とし，震度6強以上の範囲が区部の7割を占める．発生時間を冬の夕方18時・風速8 m/秒とした場合に，死者が約9,700人，負傷者約14万7,000人と甚大な被害が予測され，被害総額は約95兆円という大規模なものとなる．

地震による火災の被害予測は，都内全域に火災件数811件（区部約754件），焼失棟数約21万棟（区部19万5,309棟），火災による死者約4,100人（区部3,964人），負傷者約1万7,700人（区部1万7,501人）と推定されている．

火災発生の特徴は，地震被害発生により同時多発する傾向にあり，木造住宅密集地が都内区部西部から南西部にかけての環状7号線と8号線の間を中心とする地域や区部東部の荒川沿いの地域に大規模に連担し，火災延焼被害を受けやすい地域特性を有している．さらに，東京湾の埋め立て地は歴史的に古く液状化に耐えられる構造ではなく，重油や液化天然ガスなどの高圧ガスタンクが5,000基以上あり，大地震でその1割が倒壊・油漏れが発生し海上火災が起こることも危惧されている．

ⓓ 林野火災での傷病

- 林野火災は，被災者のみならず消防士・救援者にも，不慣れな荒地，高い標高，視界不良，極度の疲労など，多大な危険を強いる．
- 米国での林野火災の消火活動で，近年133人の消防士が死亡した．その死因は，猛火に取り囲まれた焼死（29％）が最も多く，航空機事故（23％），心筋梗塞などの心臓死（21％），車両事故（19％）であった．
- 救援者は長時間の高温曝露や肉体労働のために，心筋梗塞などの心疾患や熱中症を起こしやすい．
- 林野火災では，風で運ばれる汚染物質にも注意しなければならない．ほかにも，蛇咬症，有毒昆虫からの虫刺傷，漆毒による皮膚炎，擦過傷，裂傷，骨折なども認められる．

（横山正巳，箱崎幸也）

8 群集事故

- "大規模イベントや各種スポーツ・コンサートなどで，一定期間，限定地域において，同一目的で集合した多人数の集団"がマスギャザリング（mass gathering，群集）と定義される．
- マスギャザリングでは，おもに7要因（天候，アルコール／薬物の有無，医療の準備体制，イベントの種類，興奮／熱狂する群集心理，群集の基礎疾患，年齢構成）で傷病者の病態や発生率が規定される．
- 参加者数が多い・高温・多湿・屋外イベントは，傷病者が多発する傾向にある（表10）．アルコールやドラッグは，中毒症や軽傷外傷の誘因となる．
- 高温（多湿）下で，熱中症，虫刺症，心肺停止などが，参加者や観客だけでなく，鍛えられた選手にも認められる．
- 寒い時期では傷病者数は少なくなるが，低体温症・呼吸器疾患などの多彩な疾患が発生する．また，低体温症はそれほど寒くないときでも，遠泳やトライアスロン大会などで発生する．
- イベント会場へのアクセスの悪さは，外傷・熱中症・疲労を生みだす．興奮度の増加と1人当たりの狭いスペースは，心疾患，脳血管障害，暴力に伴う外傷の誘因となる可能性がある．
- スタジアムや，特にアクセス経路上のボトルネックでの将棋倒し（2002〈平成14〉年7月の明石花火大会歩道橋事故）のように，同時多数傷病者発生のリスク内在にも留意する．
- 海外では，ロックコンサート（アルコールやドラッグ高頻度使用）やローマ法王ミサ（高齢者／心疾患の高有病率）で高い傷病発症率が報告されている．

C 災害の実際

- 一般的な傷病発症率は,万国博覧会では0.1〜3.9%,冬季オリンピックでは1.46〜1.95%,夏季オリンピックでは0.68〜6.8%であり,イベントによって大きく変化する.
- イベント参加者が5万人では1〜2人の医師が必要で,救急救命士1〜2人を含む初動対処チームが1万人ごとに1チームの準備が必要とされる.
- 初動対処チームは心肺蘇生法の習熟が必須で,BCLSが4分以内,ACLSが8分以内,後方病院への搬送は30分以内の遂行能力を求められる.
- 医療支援体制の構築方法としては,以前と同様のイベントにおける経験を参考に構築していく(表11).

表10 イベントに関連する疾病

イベント	関連する疾病
ロックコンサート	ドラッグやアルコール中毒 外傷(軽症),虫刺症(野外)
オリンピック	外傷(重症)
市民デモ	外傷(中等症〜重症),催涙ガス曝露
スポーツイベント (選手と観客)	外傷(軽症),ドラッグやアルコール中毒 熱中症,心疾患
市民イベント(市民マラソン,ウォークラリー)	熱中症,凍傷,全身疲労

表11 マスギャザリングで準備する備品や薬剤(例)

二次救命処置	薬剤
・AED(自動体外式除細動器) ・心臓モニター ・喉頭鏡 ・エアウェイキット ・酸素アドミニストレーション ・酸素マスク ・吸引キット ・包帯,血圧計,経皮酸素測定器 ・脊椎固定キット ・静脈穿刺キットと輸液 ・聴診器 ・気胸穿刺セット ・無線通信装置	・アトロピン ・鎮痛薬(モルヒネも考慮) ・輸液(50%デキストロース) ・ニトログリセリン® ・アスピリン ・レスタミンコーワ ・ナロキサン ・リドカイン ・アドレナリン(1:1,000) ・フロセミド

- 救急医療体制プラン作成に必要な15項目は，①メディカルコントロール，②事前調査，③イベント医療班との連携，④診療レベル，⑤人員確保，⑥医療資器材，⑦診療設備，⑧搬送手段，⑨公衆衛生，⑩アクセス，⑪緊急手術対応，⑫通信体制，⑬指揮・統制，⑭記録，⑮質向上努力の継続，である．
- マスギャザリングを構成する参加者・スタッフのみならず，多数の観客を含めた包括的な集団災害にも対応した救急医療体制が必要である．
- 爆弾・化学剤テロを中心としたCBRNe(シーバーン)テロ対処の装備も必須である(書籍『NBCテロ・災害対処ポケットブック』参照)．

9 海難事故

1) 概要と救援活動

- 海難事故とは"海に限定せず，河川や湖沼などにおいて，船舶の運用中の事故"と称される．
- 海難事故の捜索・救助は，わが国では海上保安庁，原因究明や再発防止は運輸安全委員会(国土交通省の外局)が行う．
- 大量死傷者がでる海難事故はまれであるが，乗客が多い船舶での操舵ミスや救助不適切(2014年韓国セウォル号)では大惨事に至る(表12)．
- 海難事故での死者の半数以上は，船舶操舵に関係ない死因(甲板からの転落，クラッシュ症候群，火災)である．
- 船種によっては，積載物による大規模な環境破壊をもたらす．
- 海難事故が沿岸地域であれば，空からの救助(ヘリコプター)が有効である．
- 海上自衛隊や海上保安庁の艦船は災害救助によく訓練されているが，救助者が多い場合は収容場所が限られているので救助収容は困難を極める．客船／貨物船はデッキスペースが広く，救助者を乗船させるのに最適なことが多い．
- 国際法にて，全船舶は食物・水だけでなく救命ボートや医薬品保有が義務付けられているが，衝突や火災に備えた訓練や非常時の救命ボートの迅速使用は十分でないことが多い．
- 船舶は依然として大量輸送手段であり，救援活動では海上保安庁，海上自衛隊，救急隊，医療機関との幅広い連携が必要である．

2) 海難事故と関連死・傷病

- 海難事故の医学的関連事項は，①衝突，②天候，③火災，④感染症の4つに分類される．

C　災害の実際

> **表12　過去の海難大惨事**
>
> - 1912年4月：カナダ・ニューファンドランド島沖で英国の豪華客船「タイタニック」が氷山に衝突し沈没．約1,500人死亡
> - 1954年9月：北海道・函館港を出た青函連絡船「洞爺丸」が台風にて転覆．1,155人死亡
> - 1987年12月：フィリピン沖でフェリーがタンカーと衝突し沈没．約4,000人が死亡
> - 1994年9月：バルト海で大型フェリーが沈没．800人以上が死亡または行方不明
> - 2002年9月：西アフリカのガンビア沖の嵐でフェリーが沈没．約400人死亡
> - 2006年2月：紅海でフェリーが火災で沈没．約1,000人が死亡
> - 2012年1月：イタリア中部ジリオ島付近で約4,200人乗り豪華客船が操舵ミスで座礁．30人が死亡
> - 2014年4月：韓国南西部の珍島付近で，修学旅行中の韓国高校生らが乗った韓国の「セウォル号」（乗客乗員計462人，6,825トン）が航行中に沈没．174人が救出されたが，294人が死亡（11人安否不明）

ⓐ 衝　突

- 岩礁や暗礁だけでなく，船舶同士の衝突によって起こり，沈没にて大惨事に至る．
- 高速水中翼船の衝突事故は，進行方向への急速減速による"高エネルギー外傷（高速道路事故類似）"や"墜落外傷"が加わり，航空機事故類似の病状を呈する．
- 外傷，低体温，溺水（浸水にて呼吸障害を伴う）が発症するが，悪天候にてさらなる被害拡大がみられる．

ⓑ 悪天候

- 温帯地域のハリケーンや台風だけでなく，北極海や南極海付近での冬嵐で海難事故が発生する．
- 船舶の転覆・沈没が起こるが，救援体制が不十分な場合は人的被害が増大する．

ⓒ 火　災

- 動力としてのボイラーなどの内燃機関である機関室（火災原因の50％），調理用の厨房施設，積載物としての石油生成物などが原因となる．
- 機関室には大量の燃料が積み込まれており，初期消火に失敗すると大規模火災に発展する．
- 火傷，煙吸入，一酸化炭素中毒，外傷患者への対応が必要である．

ⓓ 感染症

- 集団下痢症（多くはノロウイルス）が問題となる．航海約400回に1回の割合で，乗組員/乗客の2～3％以上の下痢症患者が発症する．
- 1,000人乗客で通常は医師・看護師各1名が乗船しているが，20～30人以上の下痢症患者が発症すると災害対応になる．

- 通常のアウトブレイクと同様，感染拡大防止とともに，脱水，電解質，呼吸管理に留意しなければならない．

10 列車事故

1）概要と救援活動

- 列車高速運転中に事故が起これば，高速道路事故災害よりもはるかに重大で，極めて多くの傷病者が同時に発生する．
- 鉄道事故は年々減少しているとはいえ，小さいものを含めると年間500件にのぼる．
- 事故の大きさは様々であり，発生直後には過小評価せず事故概要の把握にまず努める．
- 事故の大きさや事故形態は，踏切などでの乗用車や歩行者との接触事故から，列車の単独事故，列車同士の衝突・甚大な脱線転覆事故など，様々であり，対応も異なってくる．
- 事故発生時刻にもよるが，車両数や乗客数を考慮のうえ，ふだんから近隣で列車事故が発生した際の規模予測や危機分析を行っておくと迅速かつ的確な対応が可能となる．
- 列車事故で考慮すべきハザードは，列車構造物の破片（金属，ガラスなど），事故車両，線路構造物や周囲二次崩壊（トンネル崩落，鉄橋の落下），架線の高圧電流，ディーゼル燃料，火災に伴う一酸化炭素などの有毒ガス，砂利や粉塵，対向列車や後続列車，野次馬などである．
- 地下鉄災害の場合，火災発生・煙の充満などによって危険性はさらに増大するので，救援活動では細心の注意を払わなければならない．
- 救援活動では，分散された収容病院の確保とヘリコプター搬送の積極的活用，黒タッグ傷病者の取り扱いと家族対応に留意しなければならない．

2）列車事故と医学的関連事項

- 創傷の種類としては，ガラスや金属片による切創，加速度変化に伴う高エネルギー外傷，挫創，挫傷，臓器損傷，四肢圧迫によるクラッシュ症候群などが多い．
- 現場で行う治療は，安全に医療機関まで搬送するための応急処置であり，ABC（気道・呼吸・循環）の安定化が基本である．
- 1人の傷病者の根治的治療に固執するあまり時間を犠牲にしたり，他の傷病者を置き去りにしてはならない．
- 現場で行う可能性のある応急処置は，気道確保（エアウェイ留置，気管挿

> **Column** 列車事故でのがれきの下の医療
>
> 破壊された車両などに挟まり，救出困難な傷病者がクラッシュ症候群に陥る．狭小な空間に閉じ込められた要救助者に対して，状態の安定化を図り，より安全に救出するために，現場で救出前から行われる治療(がれきの下の医療，confined space medicine)が求められることもある．この際，最も大切なことは安全性の確保と二次災害の防止であることはいうまでもない．事前準備や装備もなくいたずらに現場に突入することは控えるべきである．

管，輪状甲状靱帯穿刺・切開を含む)，人工呼吸(マウスツーマウス，バッグバルブマスク，人工呼吸器)，静脈路確保(輸液)，止血処置，3辺テーピング(開放性気胸)，胸腔穿刺・胸腔ドレナージ(緊張性気胸)，心囊ドレナージ(心タンポナーデ)，骨折の整復，シーネ処置，シーツラッピング(骨盤骨折)，頸椎カラー，保温，鎮痛処置などである．

11 工場/危険物質災害

- わが国の産業現場においては，毎年"危険物・有害物等との接触による被災(約1,000人)""化学物質による疾病(中毒等，約300人)"などによる死傷者が多く発生している．
- 工場における災害で危険有害物質が関与する場合は，その影響が事業場内部にとどまらず，地域社会へも広く影響を及ぼす場合がある．2000(平成12)年の群馬県化学メーカーの塩素蒸留塔の爆発では，約5時間近傍の国道が約10 kmにわたって通行止めとなった．
- 化学物質や放射性物質は様々な産業で用いられ，その運搬は道路輸送が主力である．工場周辺だけでなく交通事故による危険有害物質発散の可能性も考慮しておく必要がある．
- 大規模工場においては化学物質災害の危機管理体制は比較的整っていることが多く，発生する可能性の高い化学物質災害への対処計画が作成されている．
- 事業場規模が小さいほど災害発生率が高く，従業員50人未満の事業場では安全衛生管理体制も労働衛生教育体制も整ってはおらず，化学物質管理の実態は十分とはいえない．
- 化学物質を使用する工場にはSDS(Safety Data Sheet，安全データシート)がある．

Column : SDS（安全データシート）

このシートには化学物質の，①名称，②成分およびその含有量，③物理的および化学的性質，④人体に及ぼす作用，⑤貯蔵または取り扱い上の注意，⑥流出その他の事故が発生した場合において講ずべき応急の措置，が記載されている．指定631種類の化学物質を扱う工場には，当該物質のSDSがあって労働衛生教育が実施されている．化学物質曝露の被災者には必ずSDSを添付し，受け入れ病院に搬送する．

- 災害発生時に原因化学物質の同定につながる情報は重要であり，必要な情報を逐次救急隊や搬送先病院に伝える．
- 原因化学物質が同定できるまでは，すべての物質に対応可能な初期対応プロトコールを実践する．原因物質は，同時に医療スタッフを含む救助者にも危険有害性物質となることを認識する．
- 現場での事前対処計画には，ゾーニングの設定，個人防護装備，傷病者の集合からトリアージ，傷病者の誘導経路，搬送病院の選定などを組み込む．
- 受入病院としては，院外除染の必要性，複数被災の場合のトリアージ要否，医療スタッフの曝露防止の保護具・防護服などの必要性，などへの処処を行っておく．
- 24時間対応の中毒センターなどへのホットラインなども確認しておく．
- 病院は，発生・遭遇の確率が高い化学物質災害（急性中毒や薬傷など）について，工場側と事前の情報交換が必要である．たとえば，鉄鋼生産現場（一酸化炭素中毒），建設現場（硫化水素中毒や酸欠），半導体製造や液晶ディスプレイ製造（フッ化水素吸入や薬傷），塗装や洗浄工程（有機溶剤中毒），農薬製造工程や造園業（有機リン中毒）などである．
- 緊急搬送された被災者では，①被災状況，②被災から搬送までの時間，③化学物質の特性（SDS）の情報伝達，④事業場内部での処置，⑤曝露経路と量，などの確認が必要である．
- ガス中毒事例では，濃度測定結果には時間を要するので，原因分析と再発防止のために，搬送病院と災害現場での情報共有は必須である．

（箱崎幸也）

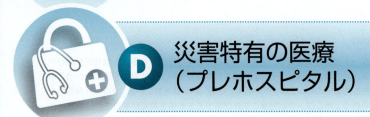

D 災害特有の医療（プレホスピタル）

１ 医療装備

- 災害医療活動は災害の大小の規模にかかわらず，"防ぎえた災害死をなくす"ことが最大目的であり，医療機関内での平時医療とは異なる．
- 災害医療活動は医療を提供する時期(phase)，場所(place)で大きく変化する．実際の現場として，トリアージ現場（患者集積場所），現場救護所，SCU (Staging Care Unit)，病院支援，巡回診療などがあげられる．
- 災害医療対応は，①トリアージ（重症度判定；医療ニーズの把握）から始まり，②一次救命処置，③二次救命処置，④専門的な治療，そして⑤医療(後方)搬送まで多岐にわたるため，それぞれに相応した医療装備を備え，なおかつ活動が長期化することも踏まえ，資器材の供給方法の確保も考慮していなければならない．

ⓐ トリアージ

- トリアージ・タッグ（図1）を用いて実施するが，国内では"START (Simple Triage and Rapid Treatment)の変法"が採用されている(p.78参照)．
- 実施場所として，災害現場から救出された患者集積場所，現場救護所などに患者が移動してきた際には繰り返し実施されるべきである．
- トリアージの実施状況は，傷病者数，重症度によって医療ニーズが大きく変化するため，状況を上位（指揮）機関に報告することが重要である．
- 傷病者数がある程度想定できていたとしても，トリアージ自体が現場において繰り返し行われる可能性があるため，トリアージ・タッグは必要数以上に余裕をもって準備しておく．

ⓑ 一次救命処置

- いわゆるBLS (Basic Life Support)の範疇であり，"蘇生処置のABC"が可能な装備が必要となる．
①気道管理具(Airway)：携帯型吸引器，経鼻・経口エアウェイ．
②換気補助(Breathing)：フェースシールド，ポケットマスク，バッグバルブマスク．

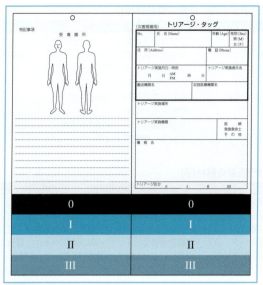

図1 トリアージ・タッグ

③循環管理（Circulation）：胸骨圧迫・止血処置（たとえば滅菌ガーゼなど）．
㊥AED（Automated External Defibrillator，自動体外式除細動器）

- 一次救命処置とはいえ，トリアージの時点で施すための準備ではなく，トリアージ後の段階（現場救護所以降での医療現場）で適切な医療処置を実施するためである．
- 一次救命処置はトリアージに引き続く医療処置であるため，状況によっては"換気補助"を行うべきか判断に苦慮する状況に遭遇することもある．この際，医療処置を継続するかどうかは実施現場での状況によって判断が難しいが，"限られた医療環境の中で最大限の救命効果を生む"ことで医療に専念する．

ⓒ二次救命処置

- 一般的に，ALS（Advanced Life Support）であるが，蘇生処置を実施するわけではなく，一次救命処置に相似した"高度なABC"が可能な装備を意味する（表1）．

①頸椎保護（Cervical stabilization）：頸椎の安静と保護．
②気道確保（Airway）：気管チューブや酸素マスクなど．

表1 二次救命処置に必要な資器材(例)

処置	物品
気道確保	ラリンジアルマスク,気管チューブ
酸素投与	携帯用も含めた酸素ボンベ,リザーバ付き酸素マスク
脊柱固定	頸椎カラー,バックボード
換気補助	バッグバルブマスク
緊張性気胸の減圧	胸腔穿刺針(静脈留置針でも可)
心肺蘇生	除細動器(AED)
輸液投与	静脈輸液セット,骨髄内輸液針
疼痛緩和	注射薬,簡易副子など

表2 専門医療資器材(例)

処置	物品
気道確保	輪状甲状靱帯穿刺,切開セット
呼吸管理	携帯人工呼吸器
心疾患治療	経皮(体外)ペーシング機能付き除細動器
輸液管理	静脈切開セット,中心静脈カテーテル,輸液ポンプ
四肢切断・関節離断	骨のこぎりなどを含めた外科セット(切断セット)
薬剤	麻酔薬(静脈・局所),緊急薬品(昇圧薬,強心薬など)

③換気補助(Breathing):酸素投与も含めた人工呼吸管理も考慮する.
④循環管理(Circulation):外出血の止血処置,輸液(骨髄内輸液針を含む).

- 現場救護所以降,医療機関に収容されるまでの医療提供はABCの不安定な状況を"安定化させる"ことを目的とした救命治療である.

ⓓ 専門的な治療

- 一般的な一次・二次救命処置に続く高度な救命医療,すなわち緊急処置に必要な装備,全身管理に必要な薬剤,生命維持装置などを備えていなければならない(表2).
- 現場救護所以降,医療機関収容後にも引き続き提供される医療内容である.
- これらの装備は多くの傷病者(被災者)に治療を施す可能性があり,少なくともある程度の患者に対応できるよう数セットは備えておくべきである.この点はドクターヘリやドクターカーに装備するセット数以上に準備しておく必要がある.

ⓔ 搬送患者の固定・収容

- 傷病者の安全な搬送時の固定・収容は,標準化されている方法(全脊柱固定)で,災害時も共通した認識で実施していく.

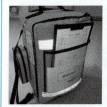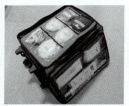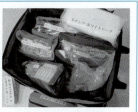

図2 携行バッグ（例）
日本赤十字社医療センター・東京DMAT必携資器材バッグを示す.

f 資器材管理

- 医療資器材の携行はとても重要で，誰もが使いやすく，簡便に整理して携行していく．
- 携行バッグは運びやすく，視認性がよく，取り出しやすく，十分な量を収納できるものとする（図2）．
- 資器材は定期的に保守点検を行い，必要な物品の補充に努める．
- 資器材を標準化することで，誰もが使用しやすく，補充も簡便になる．
- 資器材の補給は，医療活動が継続可能なように，補給方法を常に確保しなければならない．
- 特に薬剤の管理は要員に薬剤師を配置することで効率的になる．

（林　宗博）

 ## 2 救急手技

- 災害時の救急手技は，平時の"救急医療"で実施される標準的な手技が基本である．
- 病院支援を除いて，患者集積所，救護所，SCU（Staging Care Unit）などの院外環境で行う手技は，想像以上に様々な"Hazard"が存在することを考慮しながら処置・手技にあたるべきである．
- "救急手技"の基本はABCである（詳細は成書を参照されたい）．

1) 気道確保（図3）

a 用手気道確保

- 頭部後屈あご先（頤）挙上法：頭部を保持し，あご先を持ち上げて頸部を伸展して気道を確保する（図4）．

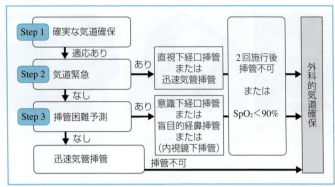

図3 確実な気道確保のアルゴリズム
〔日本外傷学会,他(監):外傷初期診療ガイドライン.改訂第4版,へるす出版,2012:39より改変〕

- 下顎挙上法:左右の下顎角をつかんで下顎全体を前へ押し出すと同時に上方へ持ち上げる(図5).外傷患者の場合,頸部伸展せずに気道確保が可能な方法である.

ⓑ経口エアウェイ挿入法
- 患者に適したサイズを選択して(舌根を越えて留置できるようにして)挿入する.
- サイズは口角から合わせて測定する.
- 挿入開始時は硬口蓋に沿わせながら挿入し,舌根の下へ滑らすように挿入する.
- 嘔吐反射が確認される場合は,挿入禁忌である.
- 気道の開通を確認する.

ⓒ経鼻エアウェイ挿入法
- 患者に適したサイズを選択して挿入する.
- サイズは口角から合わせて測定する.
- 髄液鼻漏・耳漏など,"頭蓋底骨折"を疑う症例などの禁忌事項の有無を確認する.
- 気道の開通を確認する.

ⓓラリンジアルマスクエアウェイ挿入法
- 気管挿管に次ぐ高度な気道確保法である.
- 喉頭鏡を使用せずとも挿入することが可能な気道確保具である.
- カフ部が喉頭部を覆う形で気道確保をする構造である(表3).

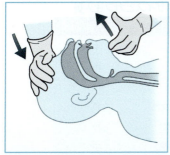
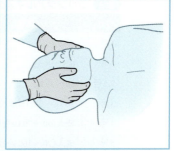

図4 頭部後屈あご先(頤)挙上法　　図5 下顎挙上法

- カフ内の空気を十分抜き，マスク部に潤滑剤を十分に塗布する．
- 硬口蓋に沿わせながら，喉頭部まで挿入して先端が食道入口部に達するまで(挿入抵抗が生じるまで)挿入する．
- カフに空気を必要量注入する．
- 換気を確認する．

ⓔ気管挿管

- 最も確実な気道確保法である．
- 外傷例(特に頸椎損傷を考慮して)での喉頭展開時の頭部後屈には留意する．
- 一般的には"喉頭鏡"を用いて喉頭展開して挿管するが，"ビデオ喉頭鏡"も普及している．
- ビデオ喉頭鏡は傷病者の姿勢や周囲の障害物に影響を受けずに気道確保が可能な器具であり，災害現場では特に有用である．

①エアウェイスコープ®ビデオ喉頭鏡：モニター画面を反転させることで，傷病者の足側からでも気管挿管が可能である．気管チューブは"チューブガイド(イントロック内)"を挿入する．

②McGRATH™ MACビデオ喉頭鏡：通常の喉頭鏡と同じ構造をしているが，モニター画面観察で喉頭が確認できるため，喉頭の直視まで展開せずとも挿管が可能である．

③エアトラック®ビデオ喉頭鏡：単回使用(ディスポーザブル)型であるが，エアウェイスコープ®と構造は似ており，チューブガイドにて挿管する．サイズが各種存在する．

ⓕ輪状甲状靱帯穿刺・切開(外科的気道確保)

- 甲状軟骨と輪状軟骨の間の靱帯間隙によって気道を確保する方法である．

D 災害特有の医療(プレホスピタル)

表3 ラリンジアルマスクサイズとカフ注入量

サイズ	体重	カフ注入量(mL)
1号	6.5 kg以下	4
2号	6.5〜20 kg	10
2.5号	20〜30 kg	14
3号	30 kg〜小柄な成人女性	20
4号	成人(50〜70 kg程度)	30
5号	成人(70〜100 kg程度)	40

- 概念は簡便で合併症を回避しうる方法である.呼吸運動によって容易に喉頭は上下運動を繰り返すため,実技的には容易でない.
- 気道緊急の最終的な処置である.
- 穿刺よりも切開術のほうが気道確保は確実であるが,小児例では"穿刺"までとするのが無難である.

2) 人工呼吸

ⓐ自然気道での人工呼吸(経鼻・経口エアウェイ挿入も含む)

- フェースシールドによる口対口換気である.
- フェイスマスクを用いて,ポケットマスクやバッグバルブマスクにて換気する.

ⓑ気道確保後の人工呼吸(ラリンジアルマスクエアウェイ,気管挿管が対象)

- 自発呼吸があれば,ジャクソンリース・バックによる管理が最も優れている.
- 人工呼吸器があれば使用するが,限りある資源の有益な使用を考慮する.

3) 循環管理

ⓐ輸液準備

- 輸液は医療材料としてある程度の大きさと重量を有するため,乳酸リンゲル・生理食塩液などの汎用性の高いものを揃える.
- 輸液ルートは,不潔になりやすい環境下での操作が多くなるので,一体型ルートなどの操作が簡便なものを選択する.
- 輸液ボトルを必ずしも滴下するかたちで保持できない状況もあるので,チャンバー内の空気を完全に抜くための手技を習得しておく必要がある(空気塞栓予防).

ⓑ末梢血管確保
- 血管留置カテーテルを使用するが,暗く,不潔な環境の中で行う処置なので,慎重に視認可能で触知も可能な血管を選んで血管確保を行う必要がある.
- 血管確保の原則は"より末梢の血管から"である.

ⓒ中心静脈確保
- ルート確保後にX線撮影ができないことも考慮し大腿静脈か外頸静脈からのアクセスが最も安全であると思われる.

ⓓ骨髄内輸液
- 末梢静脈などが確保しにくければ,緊急事態では中心静脈確保よりも安全かつ簡便に,専用針にて輸液ルートの確保が可能である.
- 骨内注入の場所は脛骨近位端付近である.成人は脛骨の2 cm内側および脛骨粗面に対し1 cm近位の部位,小児(6〜12歳)は脛骨粗面の1〜2 cm遠位の部位が標準である.また,小児の場合,18Gの針でも確保が可能な場合がある.

ⓔ除細動
- 可能であれば,波形を解読するモニター画面のある,または有するAEDが便利である.
- 仰臥位でないとしても,胸背部で心臓を挟むかたちで作動できるように環境に応じた使用方法を考えておく.

4) 外傷の処置
- JPTEC,JATECなどの外傷処置における教育カリキュラムを修得しておくことが目標である.

ⓐ頸椎保護
- 頸椎保護は災害時の外傷患者の処置として重要である.
- 頸椎カラーが不足すれば,様々な副子となりうるような代用品(段ボールなど)の応用を考えておく.
- 頸椎保護よりも"気道確保が優先する"は原則である.

ⓑ全脊柱固定(バックボードの使用)
- ロングバックボードは,標準的な資器材である.
- 患者の固定・搬送だけでなく救出にも極めて有用である.

ⓒ胸腔穿刺・ドレナージ
- 胸腔穿刺は"緊急避難的処置"である.
- 穿刺部位は仰臥位で第2ないしは第3肋間鎖骨中線上で行うのが一般的である.

- 胸腔ドレナージは第5ないしは第6肋間腋窩中線上で行うのが最も安全である．
- ドレナージバッグにて排液管理が望ましいが，排気・排液の管理ができないと，病状が急激に増悪する可能性がある．
- ドレーンバッグがなくともハイムリッヒバルブ(一方通行弁)仕様の仕組みができれば，排気・排液による汚染を防止できる．

(林　宗博)

3 がれきの下の医療

1) がれきの下の医療とは

- "がれきの下の医療"はconfined space medicineの和訳であり，CSMと略される．
- CSMは米国の都市捜索救助活動(urban search and rescue：US & R)において行われる1つの現場医療活動で，救助活動と並行して高度な医療活動を実施することで迅速な救出と傷病者の救命のみならず機能予後改善をも目指している[*1]．

*1：わが国でも，国際緊急援助隊救助チーム訓練やDMAT隊員養成研修などで，CSMの訓練が行われている．

2) confined spaceと活動の特異性

- "confined space"は，がれきの下と訳されているが，直訳すると狭隘な空間であり，様々な場合がある．トンネル，マンホールや下水溝，各種タンクや排気ダクト内などの元来狭隘な空間と，ビル倒壊や列車衝突などの結果として生じた狭隘な空間がある．
- がれきの下の活動が通常の現場活動と異なる点は，種々の危険物(hazards)が存在すること，および活動が長時間にわたることである．
- 危険物に対しては，それを認知・理解・回避する能力の修得，危険から身を守る防護具の装着が必須である．
- 活動は短くて数時間，長ければ一昼夜を超える活動になることから，消防側，医療側とも交替チームの確保や現場での活動拠点の確立など，それらを見越した活動体制の構築が必要である．
- 極限的な環境下で的確に活動するには，十分な知識と技術，高い身体能力と精神力，そして総合的な判断力が要求される．

3）command and control（指揮と統制）

- 現地災害対策本部あるいは現場指揮本部が指揮を執る．本部には消防だけでなく，警察，医療チームの代表が入り，調整，連携を行う．
- 安易に医療チームのがれきの下への投入を決めない．医療チームは救助活動の専門家でないことを認識し，常に医療チームの投入が最善か検討する必要がある．救助隊員が集めた情報を医療チームと共有し，最善の策を講じる．
- CSMを行う医療チームは，消防の指揮下に入るが，医療に関することは積極的にアドバイスする．

4）safety（安全確保）

- 活動の大原則は"安全第一"であり，何よりも安全確保が優先される．

ⓐ個人防護具（PPE）

- 災害現場で活動する際はヘルメット，ライト，ゴーグル，防塵マスク，手袋，安全靴は必須であり，これらの個人防護具（personal protective equipment：PPE）を装着していない者が現場活動を行うことは許されない．
- さらに，瓦礫内に進入する際は肘・膝プロテクターを追加装着する．ライトはヘルメット装着用と手持ち用の2種類を携行する．ゴーグルとマスクは防塵に必須である．また，瓦礫内の傷病者に対しても，ヘルメット，ゴーグル，マスクなど，可能な限りの個人防護策を講じる．

ⓑ進入の判断と退路の確保

- 果たして本当に進入し活動が可能か冷静に判断する．この判断は消防隊によって下される．
- 現実的には，レスキュー隊員，可能ならば救急救命士の資格をもったレスキュー隊員が内部に侵入して傷病者に接触し，医療が行えるかどうか判断して，安全性，スペースに問題がなければ訓練を受けた医師の投入を考慮する．無理して進入し内部で動けなくなるような事態は絶対に避けなければならない．また，進入する際は必ず退路の確保を念頭に置く．
- 低酸素状態と有毒ガス・有毒物質への注意が必要である．進入に先立ち，必ず検知・測定を行い，活動中も常にモニタリングする．
- その他，火災・漏電・爆発のほか，その施設特有の危険物・有毒物質を有している場合もある．
- 血液・体液に対する標準的予防策も実施する．
- 要救助者の保護も考慮する．救出作業中は，粉塵，騒音，火花が問題となる．要救護者を守るために，ヘルメット，ゴーグル，マスク，耳栓などを要救助者に装着する．

5) communication and assessment（情報の共有化と評価）
- 消防と医療で情報を共有し，一緒に救出戦略を立てる．

ⓐ進入前の徹底した計画と準備，緊密な連携
- 活動成功の鍵は進入前の瓦礫外での準備と計画にある．
- 瓦礫内外の行き来は二次災害のリスクを増すため，医療側の進入は原則1回，内部に進入する人数も原則1名を前提とする．
- 瓦礫内に進入する前に，内部の状況，要救助者の位置・体位・容態を消防隊員は可能な限り詳細かつ正確に把握し，医療側に伝える．状況の図示や内部のデジタルカメラ画像などで視覚的にイメージを共有することも役立つ．
- 次いで，レスキュー隊と医療チーム側で協議し，内部での位置取り，行う処置と手順などを詳細に計画する．必要な物品をすべて準備し，救出後の対応や急変時の対応まで準備万端整えて，はじめて瓦礫内に進入する．
- 消防隊員，医療者，そして要救助者の三者が瓦礫の内外で緊密に連携し活動することが重要である．

ⓑ資器材・薬品準備
- 瓦礫内部に持ち込む資器材は，十分な検討を行ったうえで必要最低限とする．
- 内部で使用する資器材や薬品はあらかじめ瓦礫外でセットしておき，内部で"店をひろげる"ことのないようにする．
- 瓦礫内では高低差による輸液滴下ができないため，動脈ライン用の加圧バックなどを用いて行う．

6) treatment（治療）
ⓐCSMでみられる病態
①低体温
- 閉じ込められた要救助者の90％に発生する．
- 低体温は体力の消耗とともに出血傾向を増悪させる．
- コンクリートやステンレスなどに直接身体が接した際の体温喪失は非常に大きい．上からは保温用フィルムシートをかけ，身体と接触物の間には毛布などを遮蔽材として入れるようにする．

②脱　水
- 長時間の経過による脱水に加え，打撲・浮腫による体液の移動，出血，嘔吐，イレウス状態などから傷病者は多くの場合，脱水状態にある．
- 原則，静脈路確保による輸液を行う．困難な場合は経口的な補給も考慮するが，嘔吐による誤嚥のリスクに十分注意して行う．

③粉塵障害
- 前述のように，倒壊時に発生した粉塵は気道に吸入され呼吸障害を，また眼に入り眼障害を引き起こす．

④クラッシュ症候群（crush syndrome，圧挫症候群）
- CSMで対応すべき最重要かつ最難度の病態である．阪神・淡路大震災において瓦礫の下に閉じ込められながらも一見すると元気であった人が，救出直後に急変し亡くなったことから広く知られるようになった．重量物によって下敷きになったり挟まれたりする状況で発生し，圧迫解除後に様々な病態が全身性に出現し，時に致死的となる（p.151参照）．

ⓑ レスキュー隊員が現場で行う医療活動

- 精神的サポートを行う．暗い瓦礫の下に長時間肉体的苦痛を伴って閉じ込められている要救助者は，強い不安感・恐怖感・無力感に襲われている．したがって，たとえ姿が見えなくても声による接触，すなわちボイスコンタクトが可能になり次第，安心させ励ますようなコミュニケーションをとる．
- 可能ならば，どこがどのように挟まれているのか，体位はどのようになっているか，などを聞き出し，状況を把握する．
- 併せて要救助者の訴えを聴取する．要救助者の声の大きさや張りなどから消耗の程度を予測することも重要である．二次災害などの危険によってやむをえず救助者が緊急退避する際も"必ず戻るから"というような支持的な声かけを行うべきである．
- バイタルサインの評価を行う．要救助者に直接接触したら，周囲の状況評価（安全評価）を行うと同時に要救助者の容態観察を行う．いわゆるABCといわれる気道評価（舌根沈下，出血などの気道障害の有無）・呼吸評価（呼吸の深さ，速さ）・循環評価（ショック症状の有無，活動性の外出血の有無）に加え，Dの意識レベルの評価，そして最後にEの保温に努める．
- 常に脊椎損傷を念頭に置き，頸椎カラーを装着する．脊椎損傷が疑われる所見のある場合は，全脊柱固定を考慮する．
- 骨折部に関しては固定を行うことによって疼痛を緩和し，救出活動に伴う体位の変化や移動に備える．

ⓒ 医療チーム要否の判断

- 要救助者のバイタルサイン評価，観察結果から，医療チームによる医療処置が必要か判断する．
- クラッシュ症候群で救出に時間を要する場合などは，点滴による脱水の補正が必須である．
- 痛みが強く救出作業が妨げられる場合は，鎮痛薬投与が必要になる．

ⓓ 医療チームが行う医療処置

- 原則,消防の統制下で医療処置を行うことになる.
- おもな医療処置は,ABCの確保である.救助隊員のなかに救急救命士がいれば,医師の指示の下に活動してもらう.
- あらゆる医療処置は救助隊員と連携をとりながら行う.点滴1本を実施するにしても,救助活動の邪魔にならない部位に確保する.
- 医療処置としては輸液の頻度が高いが,スペースの問題で落差がとれない場合は,加圧バッグを用いるなどの工夫をする.
- 挟まれによる疼痛を鎮痛薬,麻酔薬の使用でペインコントロールする.傷病者に対する治療的側面とともに,救助隊が活動に専念できる環境をつくりだすためにも必要である.実際には,呼吸循環抑制の少ないケタミンを使用する場合が多い.

ⓔ 医療処置の要点

- 活動全体の目的は瓦礫内からの救出であり,それを迅速安全に実施するために必要最低限の医療処置のみを行う.
- 余計な処置・過大な処置は時間を浪費し,救助活動自体の妨げとなる.救助活動の進行とそれに必要な医療のバランスを総合的に考慮した判断力が不可欠となる.

ⓕ 記 録

- 記録は,情報を共有し残す意味,活動を客観的に評価する意味,そして事後の検証の意味から重要である.消防側,医療側,双方で時系列に活動記録を残す.

ⓖ 活動支援

- 瓦礫内の医師の活動を瓦礫外から支援する.
- 無線で情報交換しながら,次の活動を先読みし,資器材を準備する.
- 活動が長引く場合は,人員の休憩スペース,水分,軽食などの準備もする.

7) transport(搬送)

- 傷病者が救出された後の現場での処置,搬送手段,搬送先医療機関の選定について,活動の初期から消防側と医療側が連携して調整する.

参考文献

・日本集団災害医学会(監):標準多数傷病者対応MCLSテキスト.ぱーそん書房,2014

(小井土雄一)

Column: CSM（がれきの下の医療）を実践するうえでの注意点

CSMにおいて強調しておきたいことが2つある．

1つは，「DMATの活動する場はCSM（挟まれ事例）」という間違った認識をもった消防関係者が多いことである．DMATはできる限り多くの傷病者を取り扱い，preventable disaster deathを防ぐのが活動目的である．よって，多数傷病者発生事案においては，DMATの活動優先場所は，現場救護所におけるトリアージ，救急処置となる．決して，挟まれ事例に対する1対1の対応ではない．余裕がでて，はじめて挟まれ事例にも対応することになる．

もう1つは，真のCSMを実践できる医師はわが国にはほとんど存在しないことである．最近，災害研修，災害訓練でCSMの体験実習が行われているが，それだけでCSMを実行するにはあまりにも危険である．真のCSMを実践するには，高度な訓練を継続的に行う必要があるが，現在わが国ではそのような訓練機関はない．

4 災害に特有の疾患

a．クラッシュ症候群

- クラッシュ症候群（crush syndrome，圧挫症候群）は早期に認識し，早期に治療を開始することが重要である．その意味で，現場救出時からの医療介入が必要な疾患であり，消防と医療の連携が必要となる．また，一見バイタルサインが安定していても，集中治療を要する疾患であることを認識し，搬送先を選定する必要がある．

1) 病態

- クラッシュ症候群の病態は，骨格筋が長時間圧迫されることによる筋肉の虚血，そして圧迫が解除されることによる再灌流障害の2つの機序による（図6）[2]．
- 虚血により筋肉が障害され，筋肉細胞内にナトリウムと水が移動し，細胞外にカリウムが流出する．水が移動することによって血管内は相対的な低容量となり，ショックを呈する．
- 圧迫が解除され再灌流が起こると高カリウム血症となり，場合によっては心室細動による心停止を起こす．また，虚血細胞からはカリウムだけでなくミオグロビンなどの有害物質も流出し，急性腎不全を引き起こす．組織が腫脹を起こした場合には，コンパートメント症候群を合併する場合もある．

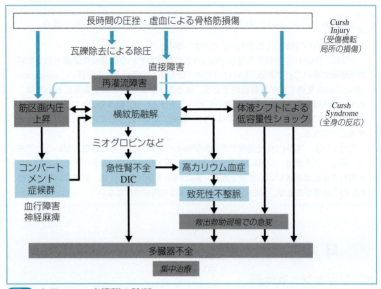

図6 クラッシュ症候群の診断
〔日本集団災害医学会(監):DMAT標準テキスト.増補版,へるす出版,2012〕

- 虚血再灌流は播種性血管内凝固症候群(disseminated intravascular coagulation:DIC),急性呼吸促迫症候群(acute respiratory distress syndrome:ARDS),多臓器不全(multiple organ failure:MOF)の引き金となる.

2）診 断

- 診断の三大ポイントは,①重量物に長時間挟圧されたエピソード,②患肢の知覚運動麻痺,③黒〜赤褐色尿である(**表4**)[1].
- 一般に4時間以上の挟圧で発生するが,1時間で発生した報告もあり,挟まれたというエピソードがあればまずは疑うことが重要である.
- 現場においてはバイタルサインは比較的安定しており,意識障害も軽い興奮状態であることがあるが,急激に死に至ることもまれでない.
- 皮膚所見は時間が経過すれば皮膚の紅斑,水疱形成,壊死が認められるが,当初においては何ら所見のない場合もあるので,皮膚所見がないという理由で否定してはいけない.
- 圧挫肢の知覚運動麻痺は脊髄損傷と誤られる危険があるが,肛門反射の有

表4 クラッシュ症候群の診断

診断のポイント	早期診断時の注意
・長時間,四肢臀部を重量物で狭圧されたエピソード ・患肢の知覚運動麻痺 ・黒褐色尿	・バイタルサイン安定 ・患部皮膚は肉眼的には正常 ・患部の腫脹を認めない ・疼痛を訴えない

〔日本集団災害医学会(監):DMAT標準テキスト.増補版,へるす出版,2012〕

無をみることで鑑別診断できる.
- 重症度に関しては,重症度に関与する因子として,損傷された骨格筋の程度,合併損傷の有無,年齢,性別がある.骨格筋の損傷の程度は,圧迫の強さと圧迫時間を乗じたものとなる.

3) 消防と医療の連携

- 現場においては,救出活動中,すなわち挟まれている段階からの治療開始が重要となるため,消防(レスキュー隊)は,挟まれている傷病者を発見した場合は,速やかに医療チーム派遣の要請を行う.消防と医療が連携をとりつつ救出活動することが重要である.
- 挟まれている状況では医療活動するスペースも限られ,場合によっては医療活動が救出活動の妨げとなることもあるので,消防(レスキュー隊)と十分に連携をとった医療活動が必要とされる.
- 救急救命士の処置拡大によって,2014(平成26)年4月からクラッシュ症候群に対する静脈路確保および輸液が可能となった.今後はこの事項を含めた連携体制が必要である.

4) 治 療

ⓐ現場での治療

- 傷病者は相対的低容量性ショックを呈するので,救出活動中は生理食塩液(あるいは1号輸液,カリウムを含まないもの)を1,500 mL/hrで輸液する.十分な輸液も行わず引き出すと,高度脱水,高カリウム血症により心停止に至ることもまれでない.
- 循環血液量減少と酸性尿が急性腎不全の増悪因子であるので,利尿を得ること,および尿をアルカリ性(尿pH>6.5)にすることが急性腎不全への進展を防ぐといわれている.生理食塩液1,000 mLごとに炭酸水素ナトリウム(メイロン® 20 mL)とマンニトール® 10 gを足したもの "Crush Injury

Cocktail"を使用する場合もある.
- 患肢に対する駆血帯やターニケットなどによる緊縛に関しては,有効性は不明である.
- 現場での四肢切断(on site amputaion)に関しては,クラッシュ症候群の予防のための現場切断の適応はない.切断しなければ救出が不可能な場合,もしくは容態や二次災害の切迫から切断以外に救命不可能な場合が唯一の適応である.

ⓑ 救出後の治療
- 尿量が得られていれば細胞外液を使用する.尿量300 mL/hr以上を目安に細胞外液を500〜1,000 mL/hr輸液する.血圧が低い場合は追加投与を行う.
- 尿量を維持する目的でマンニトール®を投与する場合もある.
- 高カリウム血症が疑われる場合には,炭酸水素ナトリウム,グルコン酸カルシウム,ケイキサレート®などの対処を行う.
- 心室細動を呈した場合には,除細動が必要となる.
- 救出直前から救出直後の時期が最も状態が不安定となるので,心停止も含めたあらゆることに対応する準備が必要である.

ⓒ 病院での治療
- クラッシュ症候群は集中治療が必要となる可能性が高い.
- クラッシュ症候群では40%の症例に透析療法が必要という報告があり,renal disasterといわれる所以である.
- 人工呼吸,透析,感染対策,DIC治療が必要となる場合が多く,被災地外へ搬送して高度な医療を提供する必要がある.
- コンパートメント症候群に対する減張切開の適応に関しては議論がある.減張切開によって,大量の体液漏出,止血困難な出血,感染のリスクを増大させる.少なくともコンパートメント症候群となり時間が経過したものに関しては適応がないと考えてよい.しかし,眼前で組織圧が灌流圧を超えた新鮮症例には適応を考慮する.

5) 広域医療搬送
- クラッシュ症候群は,広域災害においては全例が広域医療搬送の適応である.
- 広域医療搬送患者の半数がクラッシュ症候群と予想されている.
- クラッシュ症候群は,高度な集中治療を要することから被災外へ搬送することが基本である.
- 搬送の緊急度は輸液負荷に対する反応で,緊急度A(8時間以内搬送)と緊急度B(24時間以内搬送)に分類している(p.97 図13参照).

文献
1) 日本集団災害医学会（監）：DMAT標準テキスト．増補版，へるす出版，2012

参考文献
・吉岡敏治，他（編）：集団災害医療マニュアル．へるす出版，2000

（小井土雄一）

b．熱　傷

1）熱傷初期診療の要点
- 災害時の熱傷初期診療でもprimary surveyと蘇生が重要である．
- 必ずABCDEアプローチを行う．特に気道の評価（と管理）は重要である．
- 受傷直後にショックを認めることはまれである．ショックを伴う場合は必ずその原因検索を行う．
- 広範囲熱傷（成人15%TBSA〈total body surface area〉以上，小児10%TBSA以上）に対しては，適切な輸液が必要である．
- exposure（脱衣）では腕時計や貴金属類も外す．
- 受傷直後であれば冷却してよいが，体温管理（低体温の予防のための保温）も重要である．

2）重症度評価
- 重症度評価は，熱傷深達度，熱傷面積，年齢によってなされる．
- 熱傷深達度は，Ⅰ・Ⅱ・Ⅲ度に分類される．Ⅱ度は浅達性Ⅱ度（SDB）と深達性Ⅱ度（DDB）に分けられる（図7）．
- Ⅰ度は表皮のみの障害である．Ⅱ度は真皮まで障害が及ぶが，SDBは基底層が残るに比べ，DDBにおいてはほとんど基底層が残らない．Ⅲ度は全層障害であり，皮膚の再生は期待できない．
- 熱傷面積は，正確にはLund & Browderの公式（図8-a）を用いて詳細に計算するが，災害現場では無理なので，9の法則やBlocker 5の法則（図8-b）あるいは手掌法（図8-c）などの簡易的な方法を用いて短時間に評価する．
- 重症度評価には，TBSA，Burn Index（BI），Prognosis Burn Index（PBI）がある（図9）．注意点としてⅠ度熱傷は，TBSAに含まない．
- PBIが100を超すと救命が難しくなるといわれている．年齢は予後に大きな影響を与える．
- 気道熱傷の有無も予後に大きく影響する．気道熱傷を有していると，輸液量が多めに必要であり，呼吸器系の感染症も有意に合併する．
- 気道熱傷は，①閉鎖環境での火災・爆発，②鼻毛，眉毛の消失，③鼻，口

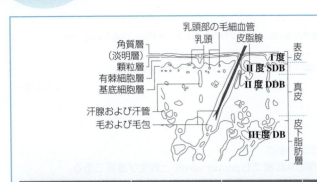

分類		臨床症状	組織像	経過
Ⅰ度熱傷 (epidermal burn)		紅斑・有痛性	表皮の部分障害,基底層は正常	数日で瘢痕を残さず治癒
Ⅱ度熱傷	浅達性Ⅱ度熱傷 (superficial dermal burn:SDB)	紅斑,水疱,有痛性 水疱底を圧迫すると発赤が消失	基底層は部分的に傷害	10〜15日で瘢痕を残さず治癒
	深達性Ⅱ度熱傷 (deep dermal burn:DDB)	紅斑,赤〜白色,水疱,知覚鈍麻 水疱底は圧迫しても発赤が消失しない	基底層は完全に傷害,表皮細胞は毛包周囲に残存	3〜4週で瘢痕治癒,または治癒しない
Ⅲ度熱傷 (deep burn:DB)		黒色,褐色,または白色 水疱(−),無痛性	表皮と真皮全層の傷害,皮下組織も多数傷害	創周囲以外は治癒しない

図7 熱傷深達度

唇などの顔面熱傷,④口腔内,鼻腔内の煤の付着や気管内からの煤の吸引,⑤呼吸困難,血中酸素濃度の低下,⑥嗄声,などの所見があった場合には疑うことが必要である.喉頭鏡,気管支ファイバー,胸部X線検査などで確定診断を行う.

3) 治療

- 成人15%TBSA以上,小児10%TBSA以上では,初期輸液を受傷後2時間以内に開始する.
- 初期輸液には,電解質輸液(乳酸リンゲルなど)を使用するのが標準である.輸液量はBaxterの公式(図10)を用いる.

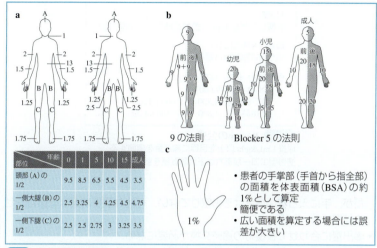

図8 熱傷面積の算定
a：Lund & Browderの公式，b：9の法則・Blocker 5の法則，c：手掌法

> 熱傷面積（Total Body Surface Area：TBSA）
> TBSA＝II度20％＋III度20％＝40％
>
> 熱傷指数（Burn Index：BI）
> Burn Index＝II度熱傷面積×1／2（％）＋III度熱傷面積（％）
> BI＝20×1／2＋20＝30
>
> 熱傷予後指数（Prognostic Burn Index：PBI）
> PBI＝BI＋年齢
> 120＜　　　　　重篤，救命困難
> 100〜120　救命は可能であるがcritital
> 80〜100　重症熱傷であり死亡の可能性

図9 熱傷の重症度評価
熱傷の重症度は面積，深度，年齢で評価する．

- コロイド輸液の併用は，総輸液量の減少，膠質浸透圧の維持，腹腔内圧の上昇抑制の点から考慮する．
- 気道熱傷を疑った場合は気管挿管する．平時であれば，厳重継続観察もありうるが，災害時には不可能なので，予防的気管挿管すべきである．
- II度熱傷にはワセリン軟膏基剤，III度熱傷にはゲーベン®クリームが基本

> 1日量
> 乳酸リンゲル4 mL×熱傷面積(%)×体重(kg)
>
> 最初の8時間に1/2
> 残り16時間に1/2量を輸液
>
> 例) TBSA 40%,体重60 kg
> 　　4×40×60＝9,600
> 　　最初8時間　4,800／8＝600 mL/hr
> 　　次16時間　4,800／16＝300 mL/hr

図10　Baxterの公式
尿量1 mL/kg/hr以上を目標に輸液量を調節する．
携帯型エコーがあれば下大静脈径を参考にする．

だが，手に入らない場合はその限りでない．可能な限り清潔な乾燥ガーゼで被覆する．
- 滲出量に合わせて被覆材の適時交換が必要になる．
- 熱傷のパッケージングには，除痛・鎮痛も含まれる．
- 被災地に入った医療チームの目標は，熱傷ショック，気道熱傷による死亡を防ぐことである．
- 重症熱傷は高度な集中治療を要するので被災地内で診療することは難しい．重症熱傷は広域医療搬送の適応と考える．
- 搬送時間が長くなる場合には，輸液の過投与に注意する．輸液の過投与は，気道浮腫，肺水腫を引き起こし，搬送途中で気管挿管・人工呼吸器が必要になる．

（小井土雄一）

c．現場四肢切断

- 現場における四肢切断(on-site amputation)は，医学的側面だけではなく，社会的，宗教的，そして倫理的側面も含んでおり非常に複雑な問題であり，救出救助・医療チームにとってもその適応に関しては頭を悩ませるところである．
- 現場切断というのは，あくまでも最後の手段であり，できる限り避けるべきである．

1) 切断の決断

- 現場四肢切断の最も重要なことの1つは，実行するか否かの意思決定の過

程である．
- 国際的には様々な四肢温存のスコアリング基準があるが，これらは病院に収容されてから，初療室，手術室などで使用される．現場で救出救助・医療チームが四肢を温存するか否かを決定するためにはほとんど役立たない．
- 現場切断というのは，最後の手段と考えるべきである．最後の手段というのは表5のような状況である．
- 救出救助・医療チームは，事前に切断に関する意思決定のガイドラインを決めておく必要がある．
- 意思決定する際に必要なメンバーとして，医療チーム責任者，患者（可能ならば），家族（可能ならば），救出救助チーム管理者，現地対策本部の担当官，を含むべきである．
- 実際にはこれらのメンバーが全員集まるのは不可能である．このような状況では，少なくとも他の医療チーム（他の救出救助・医療チームでもよい）のメンバーの意見も聞くべきである．
- ほかに考慮すべきこととして，①切断を実施するにあたって，信頼に値する医療チームであること，②切断，切断後の治療が行える医療資器材と医薬品があること，③切断した後の継続治療が行える受入病院の確保がされていること，があげられる．

2）切断の準備

- 切断を実施することを決めたならば，表6を確認，実行する．

3）切断の手順

- 適切かつ十分な麻酔と鎮痛を行う．抗菌薬，破傷風トキソイドを可能な限り早く使用する．
- 可能な限り術野を消毒し，可能な限り清潔野のもとに切断を行う．
- 定型的切断術（definitive amputation）は，現場では行うことができない．原則は簡便性と出血量を減らせることから関節離断とする．ただし，大腿と上腕の場合はギロチン切断（guillotine amputation）とする．同じ高さのレベルで皮膚，筋肉，骨を切断する．閉じるための皮膚のフラップは作成しない．近位側で止血帯（ターニケット）を設置し，出血をコントロールする．大血管は確実に結紮する．
- ギロチン切断は，可能な限り遠位側で行う．
- CSMなどの環境では，骨を切断する際，通常の固定刃鋸よりも線鋸が便利なこともある．

D 災害特有の医療(プレホスピタル)

表5 切断の適応

①患者の生命が危機に瀕しており,迅速な救出が必要である.
②危険が迫っており患者の生命を脅かしている,あるいは救出救助・医療チームの生命を脅かす危険が間近に迫っている.
③あらゆる専門的かつ総合的判断を行っても,患者を救出するためには,切断が唯一の現実的な手段である.

表6 切断の準備

- 切断した後の搬送手段を確保する.
- 継続診療可能な受入病院を確保する.
- 切断に必要な医療器材と医薬品を確保する.
- 標準的予防衣を準備する.
- 救出メンバー全員に状況説明を行う.切断に関する医学的な手順と活動方法を説明する.
- 切断の意思決定に至った過程を記録に残す.
- 環境の狭隘性,明るさ,騒音などの制約を確認する.

- 断端は圧迫包帯を施す.時間的余裕がない場合はビニール袋をかぶせて救出に移る.
- 救出後は安全な場所で切断端の観察を行う.ターニケットはこの時点で緩めることが望ましいが,出血する場合は再駆血を行う.
- ターニケットを緩めた場合も,ターニケットは患者を病院へ引き渡すまで,再出血に備え,元の位置に残しておく.

4) 切断後

- 救出中は,引き続き適切かつ十分な麻酔と鎮痛を行う.
- 記録を作成する.
- 現場切断は精神的衝撃が強いので,切断に関与したメンバーの精神的なフォローアップが必要である.
- 関係機関に切断が行われたことを報告する.

Column わが国における現場四肢切断

わが国では真の意味での現場四肢切断が行われた事例はない.しかし,2008(平成20)年の四川大地震(中国)においては,中学生が本人の同意のもとに両下肢の切断を受けている.また,2011(平成23)年のクライストチャーチ地震(ニュージーランド)においては,19歳の日本人男性が下腿切断を受けており,将来起こるであろう首都直下地震のようなタイプの地震を考えると,多数の挟まれ事例が発生し,現場切断を考慮しなければならないケースも発生すると考えられる.消防と医療の両者で,平時に十分にその適応,手順などについて話し合っておく必要がある.

参考文献

・日本集団災害医学会(監)：標準多数傷病者対応MCLSテキスト．ぱーそん書房，2014

(小井土雄一)

d．創処置

1) 災害現場における創傷処置・応急処置

- 災害時には殺到する患者数に対し，提供できる人的および物的医療資源が限られているため，できうる範囲内で最大の効果が期待される医療を行わなければならない．
- その処置は平時の医療現場で行っている最善のものではなく，簡易的，かつその後の経過を悪化させないものでなければならない．
- 重症患者の場合は救命処置以外に時間を要する創処置はあえて行わという判断も重要である．
- 災害医療における急性期医療のなかで，最も必要性が高いと考えられるものは，外傷に対する治療である．
- 使用できる医療物資が限定され実施可能な処置は限られており，特に携行物資に制限がある実際の現場では消毒さえままならない状況も考えられる．
- 汚染されていない水(もちろん水道水でかまわない)が手に入れば創部の洗浄を行うが，可及的に創部を清潔に保つことしかできないこともありうる．局所麻酔もなしで済ませるか，キシロカイン®ゼリーの塗布やキシロカイン®スプレーを散布するなどで代用する．
- 縫合糸が不足する場合は創部をできる限り寄せて，固定し，delayed primary closure(遅延一次縫合)を期待する．
- 抗菌薬も点滴投与では携行物資の重量がかさばるため内服のみで行う．使用できるものは何でも使うフレキシブルな対応が必要である．

2) 緊急処置に関わるもの

- 災害現場における防ぎえた災害死(preventable disaster death)となりうるものは，①四肢からの出血，②緊張性気胸，③気道合併症，の3つが考えられる．効果的な緊急処置を適切に行えば，患者を救命することができる．
- 止血はまずは直接圧迫が基本であるが，必ずしも制御できない場合もありうる．特に四肢の損傷からの失血に対してはターニケット(tourniquet)の使用が絶対的に有効である[1]．
- 緊張性気胸では緊急脱気，気道緊急では輪状甲状穿刺を行うが，穿刺する

Column　四肢損傷出血への止血処置(ターニケットの有用性)

四肢の損傷からの失血に対しては、ボストンマラソン爆弾事件でも実証されたように、ターニケットの使用が絶対的に有効である。C-A-T®(Combat Application Tourniquet)(図)など、一般に市販されているものもあり、使用法に習熟している必要がある。携行していない場合は、もちろんその場で衣服やロープなどを用いて、即席のターニケットを作成、使用してもよい。ターニケットを固定するものがない場合は、患者自身に固定を行わせてもよい。

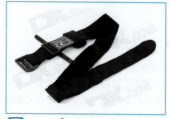

図　C-A-T®

ものがない場合は点滴ラインの液だまりの先端部分を使用してもよい(図11-a)。切り口の大きさをうまく調整すれば、換気用のバッグバルブマスクに直接つないで換気を行うこともできる。

3) ドレッシング

- 災害現場では汚染創が多い。できる限り汚れを落とし、可能であるならば水道水などで洗浄し、ドレッシングを行う。
- 開放創の場合、サランラップ®などが使用可能であれば、創部を水で浸したタオルやガーゼで覆った後に、密閉し、湿潤環境を保持する。
- 出血を伴う場合は、止血目的でドレッシングを使用する(現実的にすべての出血患者に対して、止血が確認できるまで医療者が圧迫し続けることはできない。もし必要がある場合は、患者本人に圧迫を行ってもらう)。
- わが国でもHemCon®シリーズなど、止血用バンデージやガーゼ、パッチなどが販売されており、創の大きさに合わせて、場合によっては自分で切ってサイズを合わせて貼付すれば有効である。
- 開放性気胸の際、即席で使え、かつ有効なものとしては、通常のプラスチック手袋の一部を切開しておき(たとえば小指の部分を切り落としておく)、創部に貼付すれば、有効なone-way valve式のドレッシングとして機能する(図11-b)

4）固定

ⓐ頭部の出血

- 頭部の出血は，創の大きさに比して，多量の出血をきたすことがある．
- 直接ガーゼなどで圧迫止血・固定を行おうとしても，ずれやすく，上手にいかない．その場合は，固定される部分の面積を広くし，かつ出血点の周囲を効果的に圧迫するようにすればよい（図12）．

ⓑ骨折の固定

- 前腕や下肢の骨折などに際しては，シーネまたは細い板などを用いて，包帯で直接固定を行う．
- 固定器具は木材，傘，段ボールなど，様々なものを用いることは可能である．
- 下肢については，骨折部によって伸展位よりも若干膝を屈曲させる肢位のほうが安静を保てることがあるので，膝下に枕（または枕に代わる何か）を挿入して固定することも考慮すべきである．
- 足関節の固定は解剖学的な構造上，自然肢位に近いかたちで，段ボールの折り返し部のような構造を利用した固定が適している．
- 2010（平成22）年のハイチ地震で多くみられたように，直達牽引を行うと，逆に骨髄炎などの感染症を増加させる可能性があり[2]，災害現場では必要とされない．簡単かつ有効に固定できることが重要である．
- 上腕骨骨折の固定に対しては，まず，①患側の上腕を，肘上で，体幹を通すかたちで包帯を用いて固定する，②患側のほうから健側の腋窩に三角巾または包帯を通して肩の部分を固定する，③健側の腕で肘からズボンのべ

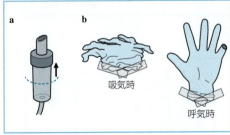

図11　緊急処置の工夫
a：点滴ライン液だまり部分の利用
b：プラスチック手袋を利用したドレッシング

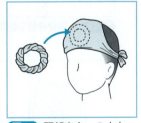

図12　頭部出血への止血
ガーゼなどでドーナツ型をつくる．中心の穴の部分に出血点がくるようにして，包帯やバンダナ，または三角巾などで全体が強く圧迫されるように固定する．

ルト，またはベルトを通す輪の部分までの距離を計測し，その長さ，またはそれよりもやや短くなるように包帯で患側の肘とベルトを通す輪の部分を縛り付け，上腕が下方に牽引される状態になっているようにする．④最後に三角巾を首からかけて，患側肢を吊り下げる（図13）．

ⓒ骨盤の固定

- 骨盤骨折は，外傷診療において致死的大量出血をきたす原因の1つであり，その初期診療としては一般にシーツラッピングが行われる．
- しかし，災害現場では，①まず受傷者の着用しているズボンを，膝上の部分から足の前面・後面の部分に分かれるように切開する．②次にこの前面の部分を頭側のほうに折り返す．③最後に後面の部分を外側から体の前面，すなわち骨盤の前面に折り返し，骨盤が内側に固定されるように中心

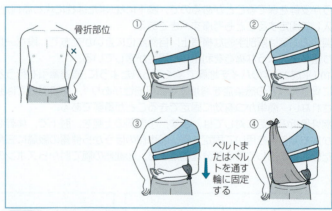

図13 上腕骨骨折の固定

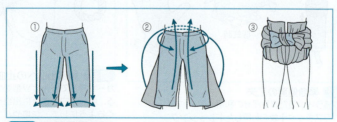

図14 骨盤骨折の固定
→は裁断方向を示す．

部で強く結ぶ(図14).

5) 感染症

- 災害現場の外傷では,通常に比べ,汚染の度合いが強いと考えられる.感染を防ぐためには大量の水を用いて,十分に創部の洗浄を行うことが理想であるが,それ以前に飲料用水さえままならない場合もありうる.したがって,予防的な抗菌薬の投与が重要となる.
- 通常は抗菌薬の点滴投与を行うが,自己完結型の活動が基本である災害医療チームにとって,携行物資の重量が増加することは,文字どおり,医療活動の重荷になってしまう.したがって,抗菌薬に関しても内服投与を行う.抗菌スペクトラムの広いモキシフロキサシン400 mg/日(アベロックス®)の内服などが有効である.
- 2004(平成16)年のスマトラ島沖地震・津波災害,2011(平成23)年の東日本大震災・津波災害では,破傷風患者の発症が報告されている[3].すべての患者に対して,破傷風免疫グロブリン,破傷風トキソイドを投与することは不可能であるため,汚染創があり,破傷風に対する免疫の有無が明確でない患者には,できる限り早期の医療機関の受診とこれらの薬剤の投与を勧める.
- 破傷風ワクチン接種を行っていても,抗体価が減少していると考えられる場合(40歳以降では極端に抗体価が低下するといわれている)には,ブースター効果を期待した再接種が望ましい.また,危険物に満ちた現場で,自らが受傷者となる可能性の高い救助者は事前に各種ワクチンを接種しておくことが望ましい.

Column : delayed primary closure

赤十字国際委員会では,災害時の悪い外科処置(bad surgery)として,INCOMPLETE EXCISION(不完全なデブリードメント),PRIMARY CLOSURE(一期的創閉鎖),INTERNAL FIXATION(内固定)の3つをあげている.

災害時には,時間の経過した創,汚染した創によく遭遇する.この際,一期的創閉鎖を行うと創感染必発である.災害時の汚染創の原則は,DPC(DELAYED PRIMARY CLOSURE)である.すなわち,十分に創洗浄・デブリードメントを行い,創縫合は行わず開放創とし,4〜7日包帯交換を行い,創に感染のないことを確認して縫合するという方法である.

文献

1) Kragh JF, et al.:Practical use of emergency tourniquets to stop bleeding in major limb trauma. J Trauma 2008;64:S38-S50
2) Kirsch TD, et al.:Catastrophes in Haiti and Japan. Bissell R (ed):Preparedness and Response for Catastrophic Disasters. CRC Press, 2013:341-376
3) 一二三 亨, 他：東日本大震災関連の破傷風. 日集中医誌 2013;20:355-357

参考文献

・霧生信明, 他：災害時における急性創傷の応急措置とその手技. 宮地良樹(編)：まるわかり創傷治療のキホン. 南山堂, 2014:106-115
・NAEMT, et al.:PHTLS Prehospital Trauma Life Support:Military Edition. 7th ed, Jones & Bartlett Learning, 2010

（霧生信明）

e．体温異常症（低体温症・熱中症）

- 災害の発生する季節，環境によって，主体となる体温異常症は変わってくる．
- 異常な体温を平常に戻すことが治療の原則であり，その状況を生じた環境での曝露から傷病者をまずは退避させることである．
- 被災者の主病態が"体温異常"でいいのかどうかは，常に考慮する必要がある．
- 避難所内でもその環境を経時的に評価し，二次災害の発生を抑止しなければならない．
- 乳幼児や高齢者には災害現場，避難所内でも特に憂慮する必要がある．
- 体温の評価は深部温（中枢温）と体表温では異なるため，留意する必要がある．

1) 低体温症

- 低体温症（hypothermia）は一般的に災害時は"偶発性低体温症"という．
- 定義は"深部体温[*2]が35℃以下"に下がった状態をいう（表7）．

[*2]：腋窩（脇の下）温でなく，深部体温＝直腸・膀胱・口腔内温など．

- 寒冷期に発生した災害なら，必ず発生していると考えるべきである．
- 温暖期でも雨に曝され続けたり，津波や水没，瓦礫の中に閉じ込められていたり，体温を喪失する環境にあれば発症する可能性は十分にある．
- 災害救援で赴く支援者自身が発症しないように"防寒具"などの対策を怠らぬよう留意し，二次被災者とならないことが第一である．
- "復温"が最も重要な治療である．
- 復温は寒冷環境からの退避，濡れた衣服の離脱，毛布などによって保温（受

動復温)の対処を優先して行う.
- 低体温症でも"意識障害・不穏"といった症状を伴う.
- 34℃までは受動復温(保温)で対処が可能である.
- 34℃未満では(加温された)輸液,電気毛布などを用いた復温(能動的復温)が必要であるため,可及的に医療機関などへの搬送が望まれる.
- 戦慄(震え)の消失は極めて重症であるため,注意深く観察して対処する.
- 低体温症では排尿が促進(寒冷利尿)されるため,"脱水症"が潜在している可能性が高いので,復温中に血圧低下を生じる可能性が高い.
- 経口摂取が可能であれば温かい飲み物を摂取させる.
- 30℃以下になると,徐脈や不整脈を伴い,血圧も低下するため,脈拍触知が困難なことがある.極端な徐脈(脈拍30回/分以下)もみられる.
- 意識障害を伴う場合,周囲環境を改善するとともに何らかの障害が共存していないか入念に観察を繰り返す.

2) 高体温(熱中症)

- 定義は"暑熱環境下における身体の適応障害"によって起こる高熱ならびに脱水状態である.
- 高気温環境(夏場など)において発生しやすいことは容易に想像がつくが,"多湿環境"においても発生しやすいことは覚えておくべきである.
- 瓦礫の中や閉鎖空間などに長時間おかれた場合にも発症する可能性は十分にある.
- 支援者も高温・多湿環境下では,救援活動中に容易に発症する可能性があるため,水分補給(可能ならば塩分も含め)を怠らずに二次被災者とならないことが第一である.
- 熱中症として認知されているが,旧来の分類は,熱失神・熱けいれん(Ⅰ度・軽症),熱疲労(Ⅱ度・中等症),熱射病(Ⅲ度・重症)のように分類されている(表8).

表7 体温と症状

深部体温(℃)	意識状態	症状
35〜34	反応低下,無関心,非協力的	戦慄(震え)
34〜32	意思不明瞭,無反応	戦慄,徐脈傾向
32〜30	錯乱状態 → 無反応	戦慄停止,徐脈
30以下	半昏睡状態 → 昏睡	徐脈,徐呼吸,瞳孔散大

- 対処法として,暑熱環境の曝露からの回避が最優先である.
- 傷病者を観察するうえで,①汗をかいているか,②衣服が湿っているか,③皮膚の乾燥の有無,④体熱感の有無は重症度を判断する助けになるので参考にする.
- 深部体温(p.166参照)が40℃を超える(腋窩体温38℃以上)と,全身性合併症[*3]をきたしやすいので,可能であれば深部体温で38℃までは早期に解熱できるよう努力する.

*3:脳機能,肝腎機能,血液凝固に異常をきたす.

- 水分補給は重症化すると経口摂取ができなくなるので,点滴による補給が必須となる.
- 経口摂取しても嘔吐してしまうと病態の改善にはつながらないので,点滴治療を考慮する.
- Ⅲ度(重症)症例では集中治療を要することがあるので,早期に医療機関への搬送を考慮する.

(林 宗博)

f.溺水症(津波肺)

1) 溺 水

- 溺水は文字通り"溺れる"ことである.水中に沈むことで呼吸が妨げられ,窒息状態に陥り,生命の危険に曝される.
- 溺水の主病態は低酸素状態(酸素欠乏)であるため,可能であれば"酸素投与"が必要である.
- 溺れると,人は一般的に水(海水)を吸引しないよう反射的に"息こらえ"をするが,そのままの状況が続き,"喉頭けいれん"を併発し,低酸素状態の継続遷延によって喉頭けいれんも減弱して気道・肺内に水を吸引して低酸素血症が重篤化し意識低下・徐脈などを伴い,沈んでいき心停止に陥る.

表8 熱中症の重症度分類(日本神経救急学会)

重症度	症状	対処法
Ⅰ度(軽症)	めまい,立ちくらみ,こむら返り	休息,水分補給
Ⅱ度(中等症)	頭痛,悪心・嘔吐,脱力(感)	輸液療法
Ⅲ度(重症)	意識(傾眠~昏睡),けいれん,発汗なし	輸液・入院治療

- 水（海水）に長時間浸かっていることで体力を消耗して溺水に至ることもあるため，低体温症を合併している可能性がある．
- 治療の最優先は"低酸素状態の改善"である．心肺停止状態でも蘇生術によって予後の改善しうる病態なので，溺水発生から短時間で，なおかつ心肺蘇生を試みる人的，応急処置器材の余裕があれば，実施を考慮する必要はあるが，多数の溺水者の対応であれば，生存兆候のある傷病者の処置を優先すべきである．
- 溺水傷病者は，全身状態が良好でも，念のため医療機関を受診することが必要である．

2）津波肺

- 津波によって，元は海水であっても，河川の淡水や生活用水（下水）などが混じり合い，通常の溺水後肺炎とは異なる．
- 細菌・真菌・寄生虫などの様々な病原微生物を含んでいることが多く，被災直後に発症する緑膿菌や大腸菌とは異なり，真菌・ノカルジア属などの遅発性の発症をとることもある．
- 汚泥・土砂・粉塵などに加え，重油や工業・化学薬品などによる化学性肺炎を呈することもあり，単に抗菌薬投与では改善せず，治療に難渋することもある．

(林　宗博)

g．開放性骨折

- 骨折部が皮膚を貫いたり，露出することで外界と交通する骨折を"開放性骨折"という．
- 通常の骨折（閉鎖性骨折）との応急処置の明らかな相違点は，創部を清潔に保持し，可及的に創洗浄や骨折部整復の外科的処置を必要とする点である．
- 四肢骨折（閉鎖性骨折も含めて）の場合，骨折部より末梢（手先・足先）側の血流が維持されている（血管障害が存在しないか）ことを爪の色や皮膚の冷感などで確認することも重要である．
- 末梢側の血流の有無を末梢動脈の触知や爪の色調変化（capillary refilling time：CRT，毛細血管再充満時間）などで確認し，血流障害があれば早期に外科的治療を受けられるように配慮する．

1）骨折部の被覆・固定

- 災害現場では創部の洗浄が困難であるため，可及的に創部の汚染が増悪し

ないように清潔な被覆を心がける．
- 骨折が四肢である場合，開放創部の被覆・安静に配慮したうえで副子による固定を要するが，傷病者の疼痛が軽減される状態（屈曲位・伸展位）で行う．

2）開放創の応急処置

- 明らかに創部を汚染しているものが除去可能であれば，除去する．
- 露出している骨片（骨）はその場で創内に骨折部を整復・環納してはならない．
- 開放性骨折部は骨が創内に露見されていれば判断は容易であるが，露見していない貫通創様の形態を呈することもある（図15）．
- 貫通創様の場合，創内から脂肪滴が流出しており，明らかに創近傍の骨折が疑われれば，開放性骨折を疑うべきである．
- 創部を可能な限り清潔な状態に被覆して保持する．
- 布などをあて，骨が露出している場合は水道水などで湿らせ，創部をサランラップ®等で保湿させるなど，現状以上に"汚染"を食い止める処置が必要な場合もある．

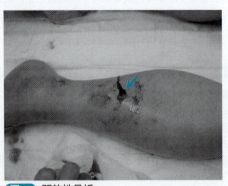

図15 開放性骨折
開放性骨折部は骨が創内に露見していない貫通創様の形態を呈している．

（林　宗博）

5 死亡と法医学

1) 東京における大規模災害時の検案活動

- 東京都監察医務院は，東京都福祉保健局医療政策部に属する事業所として位置付けられ，1948（昭和23）年3月の開院以来，東京都23区におけるすべての異状死の検案を行い，検案によっても死因の不明な場合に解剖を行っている[1]（死体解剖保存法第8条）．
- 本項では，大規模災害・事故時の監察医務院の業務，死体の取り扱い，法医学の果たすべき役割について解説する．

2) 大規模災害・事故時の監察医務院の業務

- 大規模災害・事故時において，東京都監察医務院は，東京都全域の検案班の派遣，解剖の業務を担当する．
- その活動の内容は，『災害時における検視・検案活動等に関する共通指針（マニュアル）』[2]としてまとめられている．検案活動における要点を表9に示す．
- 表9の原則に基づいて，毎年東京都では防災総合訓練を行っている．警視庁，福祉保健局，監察医務院，医師会，歯科医師会，区市町村などが連携・協力し，検視・検案場所や安置所の設置から，搬送，検視・検案，個人識別，遺体の安置，遺族への引き渡し，書類の発行を含め，埋葬許可が出るまでが一連の死体取り扱いの流れとなる（図16）．
- これまで東京都監察医務院で取り扱った大規模災害・事故においては，監察医務院長の指揮のもと，監察医が補佐，運転手などとともに班を編制し

表9 東京都における検視・検案活動の要点

- 監察医制度施行区域である23区内，非施行区域である多摩島嶼地区にかかわらず，東京都全域において監察医務院長が統一して検案班の編成・派遣などの実務を行う．
- 監察医務院長は，日本法医学会などとの連絡調整を図るなどして，検案態勢の万全を期する．東京都医師会の医療救護班などは，都の要請によって必要に応じて検案業務に協力する．
- 医療機関は，負傷者が死亡するに至った場合は，各所轄警察署へ通報するとともに，遺体を適切に保存し関係機関へ引き継ぐなど，適切な処理を行う．
- 検視・検案活動は，区市町村が設置する遺体安置所において行う．ただし，遺体の搬送が困難などのため，遺体収容所以外において検視・検案を行う必要が生じた場合には，医療機関など，死亡確認場所においても行うこととする．
- 死体検案書の発行機関は東京都監察医務院とし，死体検案書・死体検案調書（大規模災害用）など，当該検案にかかる記録はすべて，東京都監察医務院に帰属・保存される．

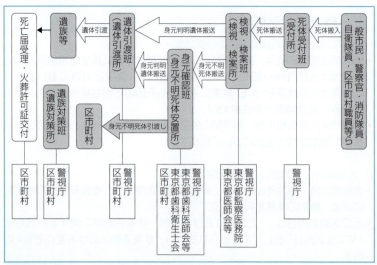

図16 東京都における死体取り扱いの流れ

て現場に赴いてきた[3]が，いずれも監察医務院そのものが被害に遭っていない事故であった．しかし，首都直下型地震のような医務院機能そのものが失われるような災害を想定した場合，日本法医学会，医師会，歯科医師会との連携が重要になるであろう．

3）検視・検案

ⓐ検視

- 検視は，刑事訴訟法に基づく検察官の業務であるが，通常，司法警察員が代行して行うことが多い．検視の目的は，犯罪性の有無の判断であり，死体現象の観察に加え，着衣，所持携帯品，死体の置かれた現場の捜査などが行われる．

ⓑ検案・解剖

- 検案は，検視結果を踏まえ，死体に対して医師が医学的判断を下す，すなわち死因，死後経過時間などを医学的専門知識・技術をもとに診断する医行為である．
- 検案では，外表所見を観察し，まず身長や性別などの基本的な情報を計測・記録する．身長，骨格栄養状態，皮膚や毛髪の色調や特徴，溢血点の有無，損傷の有無(あれば，その部位，形状，程度および個数)を確認する．死体

- 自然災害による死亡の場合，死因の種類は，「8その他」である．
- 地震によって倒壊した家屋の下敷きになり窒息死しても，死因の種類は「6窒息」ではない．
- 津波に流され溺死しても，死因の種類は「4溺水」ではない．

死因の種類	1 病死及び自然死
	不慮の外因死 { 2 交通事故　3 転倒・転落　4 溺水　5 煙，火災及び火焰による傷害　6 窒息　7 中毒　8 その他 }
	外因死
	その他及び不詳の外因死 { 9 自殺　10 他殺　11 その他及び不詳の外因 }
	12 不詳の死

図17 死亡診断書（死体検案書）の"死因の種類"

現象として，死斑，死後硬直，直腸温などから死後経過時間を推定する．必要に応じて，体液，毛髪，口腔粘膜などを採取するなど，身元確認に必要な身体的特徴についても観察する．
- 検案によっても死因不明の場合には，死因究明のための監察医解剖が行われる．しかし，監察医制度の施行されていない場所では，「警察等が取り扱う死体の死因又は身元の調査等に関する法律」(2012〈平成24〉年6月22日法律第34号)に基づく解剖または刑事訴訟法に基づく司法解剖が行われることになる．

4）法医学の役割と今後の対策

- 日本法医学会では，阪神・淡路大震災の教訓に基づき，大規模災害・事故に対する支援体制を提言した[4]．理事長を本部長，庶務委員長（理事）を副本部長とした対策本部を立ち上げ，各地区理事を通じて現地機関を支援する体制である．この提言に基づいて法医学の専門家を現地に計画的に派遣したのが，2011（平成23）年の東日本大震災であった．
- 阪神・淡路大震災において，高度焼損死体をすべて"焼死"としたような死因の誤判（図17），東日本大震災時において，個人識別に必要な試料採取に注射針の再利用をしたような失敗を繰り返さぬよう，平素より災害に備えた訓練を怠らず，派遣可能者リストを作成し，緊急出動に必要な物品の準備や備蓄をしておく必要がある．
- 監察医制度が限られた地域にのみ施行され，まだまだ未熟なわが国の死因究明制度であるが，いつどこで発生するかわからない大規模災害・事故時に対応できるだけの対策を講じておくことが必要である．

文献

1) 東京都監察医務院：平成25年版事業概要．2013
   (http://www.fukushihoken.metro.tokyo.jp/kansatsu/25jigyougaiyou.html)

D 災害特有の医療(プレホスピタル)

2) 東京都衛生局:災害時における検視・検案活動等に関する共通指針(マニュアル). 1997
3) 福永龍繁, 他:災害による死亡と法医学. 救急外科 2008;32:188-192
4) 日本法医学会:大規模災害・事故時の支援体制に関する提言. 日法医誌 1997;51:247-250

(福永龍繁)

6 こころのケア(PFA, DPAT)

1) PFAとは(図18)

- PFA(psychological first aid, 心理的応急処置)は, 苦しんでいる人, 支援が必要と思われる人に,同じ人間としての人道的な支援の仕方を示している.
- PFAの必要性はIASC (Inter-Agency Standing Committee)[※4]やSphere[※5]などの国際的ガイドライン・組織においても認められているが[1,2], なかでも国際的に広く支持を受け, 普及しているものは, 2011(平成23)年にWHO(世界保健機関)が発行したPFAである.

[※4]:1992(平成4)年に国連や国連以外の様々な人道支援組織のトップによって構成された機関間常設委員会である. 緊急時下での被災者への支援に関するガイドラインを発行している. メンタルヘルスについては『災害・紛争等緊急時における精神保健・心理社会的支援に関するIASCガイドライン』を参照されたい.

[※5]:1997(平成9)年に人道支援を行うNGO団体と国際赤十字・赤新月運動によって開始されたプロジェクトであり, 被災者の権利保護という観点から緊急援助の最低基準をハンドブックとしてまとめている.

- WHO版PFAは, "Do No Harm"の原則に則って, 支援活動が被災者にとって有害であったり押しつけがましいものとならないように配慮しなが

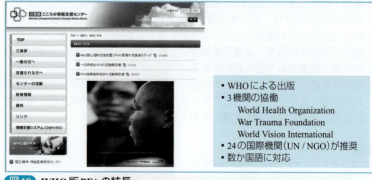

図18 WHO版PFAの特長

- WHOによる出版
- 3機関の協働
  World Health Organization
  War Trauma Foundation
  World Vision International
- 24の国際機関(UN/NGO)が推奨
- 数か国語に対応

ら，実際に役立つ支援を提供する．
- このガイドラインは，被災者や被災地と関わる可能性のあるすべての人が知っておくべき基本的な内容の集大成となっており，かつ精神保健の専門家以外にとってもわかりやすく，普及が容易となっている[3]．

2）PFAの活動原則（表10）

- WHO版PFAの活動原則は，活動前の"準備（Prepare）"と，実際に活動を行う際の"見る（Look）・聞く（Listen）・つなぐ（Link）の3つのLから成り立っている．これに加えて，支援者自身のストレスケア，子どもや傷病をもった人への対処法などが述べられている．

3）倫理（表11）

- 被災者をさらに傷つけることを避け，最善のケアを提供し，被災者の最善の利益のみを考慮して行動するための指針として，倫理上すべきことと，してはならないことをあげる．
- 支援する相手にとって最も適切で，安心できる方法で支援を行う．
- 現在は，各地の精神保健福祉センターや病院，大学などで研修会が行われており，ガイドブックを読むだけではなく，研修を通じてスキルを高めてほしい．

表10 PFA活動原則

準備	・危機的な出来事について調べる ・その場で利用できるサービスや支援を調べる ・安全と治安状況について調べる
見る	・安全確認 ・明らかに急を要する基本的ニーズがある人の確認 ・深刻なストレス反応を示す人の確認
聞く	・支援が必要と思われる人々に寄り添う ・必要なものや気がかりなことについて尋ねる ・人々に耳を傾け，気持ちを落ち着かせる手助けをする
つなぐ	・生きていくうえで基本的なニーズが満たされ，サービスが受けられるように手助けをする ・自分で問題に対処できるように手助けする ・情報を提供する ・人々を大切な人や社会的支援と結びつける

表11 倫理的ガイドライン（要約）

すべきこと	してはならないこと
・信頼されるよう，誠実でいる ・自分の意思決定を行う権利を尊重する ・あなた自身の偏見や先入観を自覚する ・たとえ今は支援を断ったとしても，後で支援を受けることができることをはっきりと伝える ・時と場合に応じて，プライバシーを尊重し，聞いた話については秘密を守る ・相手の文化，年齢，性別を考えて，それにふさわしい行いをする	・支援という立場を悪用しない ・支援の見返りに金銭や特別扱いを求めない ・できない約束をしたり，誤った情報を伝えない ・自分にできることを大げさに伝えない ・支援を押さえつけたり，相手の心に踏み込んだり，でしゃばったりしない ・無理に話をさせない ・聞いたことを別の人に話さない ・相手の行動や感情から"こういう人だ"と決めつけない

Column：東日本大震災における精神保健医療の課題

東日本大震災における精神保健医療の課題として以下があげられた．

①急性期支援の必要性
- 医療機関の支援（致命的な被害を受けた精神科医療機関が孤立．機能停止した精神科病院からの患者搬送をはじめ，人員・物資などの支援に困難が生じた）
- ニーズアセスメント（精神科医療機関，避難所などにおける精神保健医療に関するニーズを把握することが難しく，効率的な活動の組み立てに困難が生じた）

②統括の必要性
- 指揮命令系統が定まっておらず，こころのケアチームを効率的にコーディネートすることが難しい状況であった．
- 情報が分散したため，被災県全体での，こころのケアチームの活動状況を把握することが難しい状況であった．
- 災害対策本部，災害医療本部などとの連携が効果的に行われなかった．
- 他機関からは，連携をする場合の窓口がわからなかった．

③平時からの準備の必要性
- 平時から，行政機関と医療機関に連携不足があり，災害時に意思疎通がなされなかった．
- 要請を受けてからチームの編成を行ったために，人員，医薬品・服装・通信機といった資機材の確保などに時間を要した．
- 災害時の精神保健医療に関する継続的な研修体制がなく，専門性をもったチームの質の担保が難しい状況であった．

そこで，厚生労働省では2011（平成23）年度から設立した災害時こころの情報支援センターなどと相談し，DMATの名称や活動要領も参考に，DPAT（Disaster Psychiatric Assistance Team，災害派遣精神医療チーム）の名称や定義を定め，2013（平成25）年4月1日に厚生労働省からDPAT活動要領（厚生労働省社会・援護局精神・障害保健課長通知）を発出した．

4）DPATとは（図19）

- 自然災害や犯罪事件・航空機・列車事故などの集団災害が発生した場合，被災地域の精神保健医療機能が一時的に低下し，さらに災害ストレスなどによって新たに精神的問題が生じるなど，精神保健医療への需要が拡大する．
- このような災害の場合には，被災地域の精神保健医療ニーズの把握，他の保健医療体制との連携，各種関係機関などとのマネージメント，専門性の高い精神科医療の提供と精神保健活動の支援が必要である．
- このような活動を行うために都道府県および政令指定都市によって組織される，専門的な研修・訓練を受けた災害派遣精神医療チームがDPAT（Disaster Psychiatric Assistance Team，災害派遣精神医療チーム）である．
- DPAT活動マニュアルは，①活動理念，②活動の枠組み，③平時の準備，④活動内容，⑤費用と保障，と大きく5項目に分けて詳細に策定しており，災害時こころの情報支援センターのウェブサイトからダウンロードできる（図20）．
- 加えて，同マニュアルを反映し改定したDPAT活動要領（厚生労働省社会・

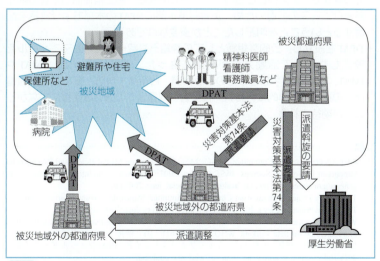

図19 DPAT（災害派遣精神医療チーム）
DPATは，自然災害や航空機・列車事故，犯罪事件などの大規模災害などの後，被災地域に入り，精神科医療および精神保健活動の支援を行う．

D　災害特有の医療（プレホスピタル）

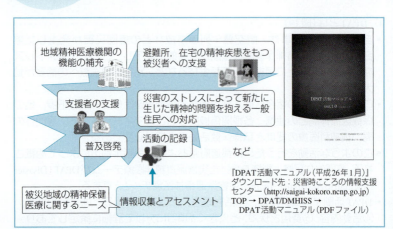

図20　DPATの活動内容

援護局精神・障害保健課長通知）を2014（平成26）年1月7日に発出した．そのなかで，従来のこころのケアチームの課題である指揮命令系統の確立およびニーズの把握のため，災害対策本部にDPATの本部および統括を配置するということを明記したことが重要な点である．

- DPATを設立し，公的な組織としての枠組みや統一した活動マニュアルを策定したことで活動方法が明確になった．これによって，DMATやJMAT，日本赤十字などの他の医療機関，自衛隊・消防・警察などの他省庁との連携が効率的に行われ，被災者・救援者への適切な支援につながることが期待される．

文献

1) Inter-Agency Standing Committee (IASC):IASC Guidelines on Mental Health and Psychosocial Support in Emergency Settings. IASC:Geneva, 2007（http://www.who.int/mental_health/emergencies/guidelines_iasc_mental_health_psychosocial_june_2007.pdf）
2) The Sphere Projec:Humanitarian Charter and Minimum Standards in Humanitarian Response. The Sphere Project:Geneva, 2011（http://www.refworld.org/docid/4ed8ae592.html）
3) World Health Organization, War Trauma Foundation and World Vision International:Psychological first aid:Guide for field workers. WHO:Geneva, 2011 / 国立精神・神経医療研究センター，他：心理的応急処置（サイコロジカル・ファーストエイド：PFA）フィールド・ガイド．2011（http://saigai-kokoro.ncnp.go.jp/pdf/who_pfa_guide.pdf）

参考文献

- 災害派遣精神医療チーム(DPAT)活動要領(http://www.mhlw.go.jp/seisakunitsuite/bunya/hukushi_kaigo/shougaishahukushi/kokoro/ptsd/dpat_130410.html)
- 災害時こころの情報支援センター ウェブサイト(http://saigai-kokoro.ncnp.go.jp)

(河嶌　譲)

7 災害時要援護者への対応

1) 災害時要援護者の定義

- 災害弱者とは,防災計画上の「災害時要援護者」と同義であり,表12のような条件に当てはまる人々を指す.

2) 災害時要援護者の特性

- 災害時要援護者は避難時,健常者に比して避難所への到着が遅れたり,避難所内に居場所の確保が難しくなり,得られるはずの情報や支援を受けられないことがある.災害時要援護者に対応するための空間づくりを想定した避難所設定が求められる.

3) 災害時要援護者に対する具体的な対処

ⓐ乳幼児,児童

- 健康でも判断能力がなく,保護されるべき世代で,災害時要援護者のなかでも最も手厚い保護を必要とする.

ⓑ高齢者

- 有病者が多く,"ストレス"や環境変化に影響を受けやすい.

ⓒ妊　婦

- "身重"で表現されるとおり.生命が宿っており,時期に関わりなく,災害時要援護者として扱う.妊娠後期の場合,非日常的な環境下での陣痛発

表12　災害時要援護者に該当する者

- 自分の身に危険が差し迫ったとき,それを察知する能力がない,あるいは察知しても適切な行動をとることができない,または困難な者
- 危険を知らせる情報を受領できない,または困難な者
- 危険を知らせる情報を受領できても,それに対して適切な行動をとることができない,または困難な者
- 障害者,傷病者,高齢者,妊婦,乳幼児,子ども(理解力・判断力が乏しい),外国人,旅行者(被災地の地理に疎い)など

来などに注意する.

ⓒ有病者

- 様々な疾病が存在し，疾病によって"緊急度"が異なるため，本来は平時から対応方法を検討しておく.
- 治療に医療機器を必要とする疾患もあれば，処方や注射で治療を継続している疾患などがある.
- 緊急的に治療の継続が必要な疾患から，若干の治療中断が許容できる疾患など，様々である.

①在宅酸素療法(Home Oxygen Therapy：HOT)患者
- 慢性呼吸不全状態.
- 酸素吸入装置ないしは移動用ボンベを所有している．酸素残量の予測が困難なため，早期に近隣病院施設などへの移送が望まれる.
- 東日本大震災時には災害拠点病院内にHOT患者が集中した.

②血液(維持)透析患者
- 慢性腎不全.
- 最終透析日から次回透析まで2～3日の猶予はあるものの，被災早期から血液透析が可能な場所(被災域外を含め)への移送を配慮する.
- 被災規模によっては広域に該当患者を集約し，血液透析可能な地域への移送を考慮する.

③在宅療法患者
- 障害者，後遺症患者，慢性疾患など.
- 避難所などにも移動できず，被災地域内の住宅に滞在している可能性もある.
- 被災地域の福祉保健行政(特に保健師)などの情報があれば有用である．情報がなければ避難所内の自治組織の情報から周辺地域を探索しなければならない.

④気管支喘息患者
- 継続治療中の患者では治療中断のことも考慮する.
- 住環境の変化(避難所生活)，不衛生，気道感染症の蔓延などによって，発作が誘発される可能性がある.
- 避難所内で呼吸器感染症が蔓延する事態では，医療機関へ移送，保護する必要性が生じることもある.

⑤糖尿病患者
- 被災早期には経口摂取量も一定化しないため，単に平時の治療継続では"低血糖"リスクの危険を伴う可能性がある.
- "低血糖"よりは"高血糖"のほうが短期的には安全だが，高血糖が長期間

に及ぶと合併症が起こりうる.

⑥高血圧,高脂血症などの有病患者
- 内服の中断で急激な悪化がみられることもある.
- 災害時要援護者としての優先順位は高くないが,有病者として認識すべきである.
- 治療継続が長期的には必要であり,健康管理下に置く必要性がある.

❺外国人
- 元来言葉が通じず,意思の疎通がとりにくい.また,国民性の違いから,避難所生活などの諸問題が介在し,孤立化する可能性があるため保護していく.
- 移動が可能であれば,早期に被災地外への移動を考慮する.

❻旅行者
- 日本人であっても,"地域性"の差や,本来の居住地域を離れた生活が長期化すれば,精神的に厳しい状況に追い込まれる.
- 移動が可能になれば,早期に居住地への帰宅を進める.

❼施設入所者
- 老人保健施設,介護付きマンション,特別養護老人ホーム,各種老人ホーム,障害者療養施設,児童福祉施設などがあるが,今後も増加の一途をたどる施設などが混在している.施設の形態も異なり,一元的に健康管理を含め全体的な管理に難渋する可能性がある.

4) 災害時要援護者を守るために
- 災害時要援護者は一般的な対象については列挙されているが,被災地内の特殊な環境下では想定しえない"災害時要援護者"が発生する可能性がある.
- 被災地内では見落としなく,すべての災害時要援護者に対応することは難しい.巡回診療や避難所における医療提供時に細部まで注意を怠らずに確認を繰り返し"災害時要援護者"の発見に努める.

(林　宗博)

災害関連用語集

3つのT
解説 災害医療の緊急対応の三原則で，Triage（トリアージ），Treatment（緊急治療），Transport（患者搬送），からなる．なお，心のケアでも，3つのTとして用いられることがあり，その際は，Tear（涙を流すこと），Talk（話すこと），Time（時間）の3項目で，これは癒しに重要な役割を有するとされている．

preventable disaster death
解説 適切な医療対応がなされなければ死ななくて済む，すなわち予防できる死亡のこと．具体的には，実際の災害時に，多数発生した死亡者数のうち，この予防できたと考えられる死亡者数を意味する．災害医療の目的として，この死者数を最小とすることが重要で，そのためには，種々の面から医療対応，なかでもトリアージを含めた"3つのT"は重要である．

PTSD（post-traumatic stress disorder，災害に関連する心的外傷）
解説 強い心的外傷後にみられる最も重要な精神症状の1つ．従来から欧米では自然災害，戦争体験，事故，強盗や強姦などに遭遇した後，しばしばみられ治療対象とされていた．わが国では1995（平成7）年の阪神・淡路大震災，東京地下鉄サリン事件後，多発し注目されるようになった．心的外傷を受けた直後に生じる急性反応，急性ストレス反応"acute stress reaction or disorder（ASR／ASD）"とは区別され，診断基準上は，1か月以降にみられる遅発性（外傷経験から1, 2週間ないし数か月経ってから発症してくる遷延反応）の症状をいう．種々の精神的症状（体験状況の想起，悪夢，不安，憂うつ感，意欲低下，無関心，無力感，易刺激性，罪悪感，絶望感，不眠）に加え，動悸，発汗などの自律神経症状もみられる．抗不安薬，抗うつ薬などの薬物療法，種々の精神療法がなされる．

アンダートリアージ
解説 トリアージによって負傷者の医療対応の優先順位をつける際に，適切な基準よりも優先度，緊急度を低めに判定すること．その反対をオーバートリアージというが，アンダートリアージのほうがより緊急性の高い，重症例を見落とす可能性が出てくるので，より好ましくない（避けるべき）と考えられる．

クラッシュ症候群
解説 四肢・大腿などの骨格筋が，大量に・長時間の圧迫などを受けることによって，虚血などによる筋障害が引き起こされ，その結果，局所・全身に異常を呈する症候群．局所の浮腫・壊死などや，全身症状としては，腎不全，その他の多臓器障害をきたして，高い死亡率になる．早期の血液透析，血液浄化法，集中治療によって多くは救命可能と考えられている．以前から一部では知られていた疾患であるが，特に阪神・淡路大震災で多発し注目を浴びた．挫滅症候群，圧挫症候群ともよばれる．類似疾患として，血管外科領域のmyonephropathic metabolic syndrome（MNMS，血行再開後症候群），整形外科領域のcompartment syndrome（筋区画症候群，コンパートメント症候群）がある．

広域緊急援助隊
|解説| 阪神・淡路大震災の教訓を踏まえ，1995（平成7）年6月に設立された，大災害に即応するための警察のチーム．

広域災害救急医療情報システム
|解説| 平常時は救急医療施設からの情報収集などを行い，災害時は，総合的な情報収集・医療の提供を行うための情報システムで，ほぼ全国的に確立されてきている．本システムは，医療情報専用のシステムで，大震災の際には，地震防災情報システム（Disaster Information Systems：DIS）などと協力して対応することが期待されている．

国際消防救助隊
|解説| JDR国際緊急救助隊の一員として，1987（昭和62）年から救助チームなどが海外（主として開発途上国）において大規模な自然災害が発生した場合，被災国の要請に応じ出動し，人命の救出・救助を行う．

国際赤十字委員会
|解説| 国際赤十字・赤新月運動．世界中に広がる人道的な活動を行う大規模な組織である．日本赤十字社または国際赤十字社は，世界中に広がる人道的な活動を行う大規模な組織で，公式には国際赤十字・赤新月運動といわれる．①国際赤十字委員会（International Committee of the Red Cross：ICRC，おもに紛争時に戦争犠牲者の保護や交戦中に中立的な媒介者として行動する．ジュネーブ条約の守護神といわれる），②赤十字・赤新月社連盟（League of Red Cross and Red Crescent Societies：LRCS，非紛争災害や自然災害時に行動する各国赤十字社の国際的な連盟），③各国ごとの赤十字社および赤新月社（わが国の日本赤十字社は，法的にも国の災害対策の一部として組み込まれ，認められている），の3組織で構成されている．

災害救助法
|解説| 1947（昭和22）年に施行された大災害に際しての対応を定めた法律で，大災害に際して政府が地方自治体，日本赤十字社，その他の団体および国民の協力を得て，緊急に被災者への救援・社会の秩序の保持にあたる．都道府県知事が救助を行うこととなっており，救助の種類に，収容施設（仮設を含む），炊き出しなどによる食料・飲料水の供与，衣服・寝具などの生活必需品の給与，医療・助産の補助などを行う．また，日常からの計画・施設の整備に努めることになっている．

災害拠点病院
|解説| 阪神・淡路大震災における災害医療体制の不備，特に災害時医療を提供する医療施設側の対応・準備が不十分であったことへの反省から，厚生労働省（当時の厚生省）の指導のもと，1996（平成8）年から開始された体制である．現在500以上の施設が，地域災害拠点病院として指定され，そのうち特に各県単位で中心となる施設が基幹災害拠点病院として指定されている．

災害時情報システム
|解説| 災害時の情報システムは，①災害情報の収集，②被災情報の連絡，③指示・命令，その他に分かれる．災害情報の収集の方法としては，いくつかの公的な体制（広域災害救急医療情報システム，地

震防災情報システム，緊急時迅速放射能影響予測ネットワークシステム〈SPEEDI〉など）もあるが，一般民間人が利用できるものではテレビ・ラジオが中心となる．被災情報の伝達・連絡で，民間用としては，電話やインターネットもあるが，災害時には，携帯電話も含め，多数の同時利用による輻輳のため使用不能となる．災害用には，災害時優先電話（公衆電話も含まれる），災害用伝言ダイアル（番号は171，以降は指示に従う）が有用と考えられる．

災害時優先電話
解説 災害時でも一般家庭の電話や携帯電話よりも，ある程度発信が優先される電話で，公衆電話（ピンク電話は除く）にも適用される．

トリアージ
解説 元来は，選り分ける・分類するというフランス語からきた言葉であり，災害医療でしばしば用いられる用語．フランス語読みでトリアージュともいう．災害医療上は，多数の負傷者・疾病患者が同時発生した際に，救急医療の現場などで患者の緊急度・重症度に応じ，医療体制・設備を考慮し，治療や搬送先の優先順位を決定する．このために用いられる用紙（タッグ, triage tag）がある．トリアージを行う責任者をトリアージ指揮者とよび，医療施設では医師が行うことが多く，災害現場では救急救命士が担当することが多い．この考えを広げて，特に欧米では，非災害時でも，複数の患者が同時に救急外来を受診したときに優先順位をつけることもトリアージとよび，その際は責任看護師（トリアージナース）があたることが多い．

非政府団体（non-governmental organization：NGO）
解説 政府組織とは異なる，私的な組織であるが，国際的組織として大きな組織もあり，災害対応にも活躍している．特に公的な施設・機関が活動しにくい分野，たとえば入国手続きに手間取る際において重要な役割を担う．わが国でも医療部門においても AMDA，MeRU JAPAN などがある．

輻輳
解説 1か所にものなどが集まり，混乱することを輻輳という．災害時に問題となることとしては，電話のラインの輻輳によって実際は利用できないことがしばしばみられることである．

フラッシュバック（flashback）
解説 昔の悪い記憶・状況を突然思い出すこと（体験状況の再現）であり，被災者にもしばしばみられる．PTSDの症状の1つ．覚醒剤中毒でもしばしばみられるとされる．

マグニチュード
解説 地震全体の規模を表わす数値．震源のエネルギーの大きさを示す数値であり，マグニチュード1の違いは約30倍である（マグニチュード2の違いで1,000倍）．関東大震災はマグニチュード7.9，阪神・淡路大震災は7.3，東日本大震災は9.0であった．地震被害の大きさ・広がりは，種々の要因によって影響されるが，一般的に，わが国にあてはめるとマグニチュード7程度では1つの県でおさまる規模，マグニチュード8では数県にまで拡大する規模と考えられている．なお，わが国では気象庁マグニチュードと

国際的標準のモーメントマグニチュードが用いられている．

メディカルコントロール
解説 救急患者を現場から医療機関へ搬送する間に医師以外の者(救急救命士を含む救急隊員)が医療行為を実施する場合，医師が必要な処置を指示あるいは指導して，それらの医療行為の質を保障することである．

ライフライン
解説 直訳すると命綱(いのちづな)であるが，災害時には，(現在の都市での)生活に欠くことのできない水道(上水道・下水道の両者)・電気・ガスなどの重要な供給システム，広い意味では電話も含める．特に都市で，地震・洪水などの広範囲の地域を直撃する大災害では，長期間のライフラインの途絶が起こりうるので重要である．

ロジスティクス
解説 logisticsと綴り，日本語では兵站(へいたん)と訳される．一般的には，物流の調達・管理システムのこと(材料調達→生産→在庫管理→販売など)であるが，災害時には災害時の緊急支援体制としての後方支援を幅広く意味し，有効な災害時活動には必須の重要項目である．

参考文献
・国立病院東京災害医療センター臨床研究部(編)：現代災害医療はやわかり簡便辞典(用語集と用語説明)．2003

索　引

和　文

あ・い
安全確保 65
安全データシート 137
一次救命処置 138
移動式手術システム 54
医療指揮官 13
医療装備 67, 138
医療対処 10

う・え・お
ウォームゾーン 10
雨害 119
衛星携帯電話 69
衛生隊 27
塩風害 115
御嶽山火山噴火 127

か
外傷の処置 145
海難事故 133
開放性気胸 88
開放性骨折 169
開放創 170
下顎挙上法 143
火災旋風 130
火砕流 125
火山性有毒ガス 125
火山泥流 125
火山噴火 125
風の息 115
家族への配慮 59
活動性出血 88
がれきの下の医療 146
関東大震災 130

き
義援金 46
気管挿管 143
危機管理監 29
危険区域 10
気道確保 141
気道熱傷 129, 155
救急指揮官 12
救急手技 141

救護班 44
救出救助活動 33
9の法則 157
胸腔穿刺 145
胸腔ドレナージ 146
共助 5
強風 116
緊急交通路の確保 34
緊急消防援助隊 21

く
区域設定 75
クラッシュ症候群 149, 151
　　──の緊急度判断 97
群集事故 131

け
警戒区域 9, 10, 75
経口エアウェイ挿入法 142
警察災害派遣隊 30
警察組織 29
頸椎・頸髄損傷 91
頸椎保護 145
経鼻エアウェイ挿入法 142
血液製剤 46
検視・検案活動 171
現地連絡調整所 9
現場指揮所 64
現場四肢切断 158, 160

こ
広域医療搬送 94
　　──計画 95
　　──の優先順位 96
広域緊急援助隊 31
広域災害救急医療情報システム 18
広域搬送拠点医療施設 37
航空機動衛生隊 28
航空搬送拠点 98
公助 5
工場/危険物質災害 136
洪水 119
高体温 167
コールドゾーン 10

国内型緊急対応ユニット	45
こころのケア	174
個人防護服	147
骨盤骨折	89
固定	91, 163, 169

さ

災害	1
災害医療	3
災害医療派遣チーム	35
災害看護	54, 55
災害救助法	20
災害拠点病院	18
災害サイクル	2
災害支援ナース	52
災害時健康危機管理支援チーム	51
災害時こころの情報支援センター	177
災害時要援護者	56, 179
災害対策基本法	19
災害対処	6
災害派遣	26
災害派遣精神医療チーム	176
災害発生時の措置	32
サルコペニア	58
3辺テーピング	88

し

シーツラッピング	89
死因の種類	173
自衛隊	26, 54
自衛隊看護師	54
指揮命令系統	63
自助	5
地震	106
自然災害	106
死体現象	172
自治体	47
死亡の通知	59
集中豪雨	119
手掌法	157
循環管理	144
状況・規模の評価	73
小児のトリアージ	83
消防機関	6, 20
消防指揮官	12
消防指揮体制	8
情報伝達	67
消防部隊	8

除染区域	10
人工呼吸	144
浸水害	119
深部体温	166
人命救助システム	27
心理的応急処置	174

す・せ・そ

水蒸気噴火	127
ストレスチェック	60
スフィアプロジェクト	55
精神保健医療	176
全脊柱固定	145
穿通性異物	92
創処置	161
装備	66
ゾーニング	75

た

ターニケット	162
体温異常症	166
大規模火災	127
大震災	108
大腿骨骨折	90
台風	115, 116
高潮	116
高波	116
竜巻	122

ち・つ・て

地域医療搬送	94
腸管脱出	93
治療	84
通信	4, 67
津波	112
津波肺	169
低体温症	166
溺水	168
電気嵐	126

と

東京消防庁東京DMAT連携隊	100
東京DMAT	98
頭部後屈あご先(頤)挙上法	143
特別救助班	31
土砂災害	119
土石流	119
トランシーバー	69
トリアージ	76
——区分	77

トリアージ指揮者	76	フレイル	58
トリアージ・タッグ	82, 139	フレイルチェスト	87
ドレッシング	162	噴火警戒レベル	127

に
二次救命処置	139
二重の波現象	3
日赤DMAT	44
日本医師会	48
日本看護協会	52
日本歯科医師会	49
日本赤十字社	42
日本法医学会	172
日本薬剤師会	49

ね
熱傷	155
――深達度	156
――面積	155
熱帯低気圧	116
熱中症	166, 167

は・ひ
破傷風	165
パッケージング	91
パトロール	34
搬送	93
――手段	94
避難誘導	33
被覆	169

ふ
風水害	115
復温	166
藤田スケール	123
防ぎえた災害死	36
物資供給	4
不搬送基準	96

へ・ほ
平素の措置	32
ヘリポート	29
法医学	171
防災基本計画	19
暴風	116
保健所	50
ホットゾーン	10

ま・み・む・め・も
マスギャザリング	131
身元確認	33
無線機	69
メンタルヘルス	174
喪の作業	59

や・ゆ
野外手術システム	27
野外炊事車	29
山・がけ崩れ	119
輸液	144
行方不明者相談ダイヤル	34
行方不明者の捜索	33

ら・り・れ・ろ
ラリンジアルマスクエアウェイ挿入法	142
輪状甲状靱帯穿刺・切開	143
林野火災	131
列車事故	135
連携	98
ロジスティクス	4

欧　文

A
ABCDECrアプローチ	87
ALS（Advanced Life Support）	139

B
Baxterの公式	158
Blocker 5の法則	157
BLS（Basic Life Support）	138

C
C-A-T®（Combat Application Tourniquet）	162
confined space medicine（CSM）	146
Crush Injury Cocktail	153
crush syndrome	151

D
delayed primary closure（DPC）	161, 165

dERU (domestic Emergency Response Unit) ……… 45
DHEAT (Disaster Health Emergency Assistance Team) ……… 51
DMAT (Disaster Medical Assistance Team) ……… 35
DPAT (Disaster Psychiatric Assistance Team) ……… 176
DPAT 活動要領 ……… 176

E・F
EMIS (Emergency Medical Information System) ……… 18
F-Scale ……… 123

I・J
Incident Command System (ICS) ……… 14, 64
Jump START 法 ……… 84

L・M
Lund & Browder の公式 ……… 157

METHANE ……… 72

P
PAT 法 ……… 80
PFA (psychological first aid) ……… 174
PPE (personal protective equipment) ……… 147
P planning ……… 15
preventable disaster death ……… 36
P-REX (Police Team of Rescue Experts) ……… 31

S
Safety Data Sheet (SDS) ……… 137
Staging Care Unit (SCU) ……… 37, 98
START 法 ……… 78

T・Z
triage officer ……… 77
Zoning ……… 75

- **JCOPY** 〈(社)出版者著作権管理機構 委託出版物〉
  本書の無断複写は著作権法上での例外を除き禁じられています．
  複写される場合は，そのつど事前に，(社)出版者著作権管理機構
  （電話 03-3513-6969，FAX03-3513-6979，e-mail：info@jcopy.or.jp）
  の許諾を得てください．
- 本書を無断で複製（複写・スキャン・デジタルデータ化を含みます）
  する行為は，著作権法上での限られた例外（「私的使用のための複
  製」など）を除き禁じられています．大学・病院・企業などにおいて
  内部的に業務上使用する目的で上記行為を行うことも，私的使用に
  は該当せず違法です．また，私的使用のためであっても，代行業者
  等の第三者に依頼して上記行為を行うことは違法です．

災害対処・医療救護ポケットブック　　　　　　　　ISBN 978-4-7878-2097-6
2015 年 3 月 6 日　初版第 1 刷発行

編　　　集	小井土雄一，箱崎幸也，林　宗博，横山正巳
発 行 者	藤実彰一
発 行 所	株式会社 診断と治療社
	〒100-0014　東京都千代田区永田町 2-14-2　山王グランドビル 4 階
	TEL：03-3580-2750（編集）　03-3580-2770（営業）
	FAX：03-3580-2776
	E-mail：hen@shindan.co.jp（編集）　eigyobu@shindan.co.jp（営業）
	URL：http://www.shindan.co.jp/
本文イラスト	小牧良次（イオジン）
印刷・製本	広研印刷株式会社

©Yuichi KOIDO, Yukiya HAKOZAKI, Munehiro HAYASHI, Masami YOKOYAMA,　　　　　[検印省略]
2015. Printed in Japan.
乱丁・落丁の場合はお取り替えいたします．